图解 女性常见病奇效方

蒋险峰 编著

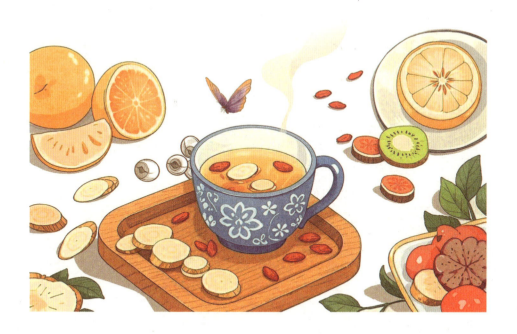

电子工业出版社
Publishing House of Electronics Industry
北京·BEIJING

图书在版编目（CIP）数据

图解女性常见病奇效方 / 蒋险峰编著. -- 北京 ：
电子工业出版社，2025. 4. -- ISBN 978-7-121-49920-3

Ⅰ. R289.2

中国国家版本馆CIP数据核字第2025FQ5846号

责任编辑：黄益聪

印　　刷：天津画中画印刷有限公司

装　　订：天津画中画印刷有限公司

出版发行：电子工业出版社

　　　　　北京市海淀区万寿路173信箱　　　邮编：100036

开　　本：720×1000　　1/16　　印张：10　　字数：164千字

版　　次：2025年4月第1版

印　　次：2025年4月第1次印刷

定　　价：49.80元

凡所购买电子工业出版社图书有缺损问题，请向购买书店调换。若书店售缺，请与本社
发行部联系，联系及邮购电话：(010) 88254888，88258888。

质量投诉请发邮件至 zlts@phei.com.cn，盗版侵权举报请发邮件至 dbqq@phei.com.cn。

本书咨询联系方式：(010) 68161512，meidipub@phei.com.cn。

目录
Contents

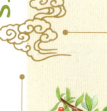

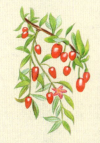

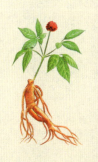

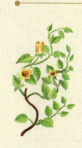

第 二 章

• 气血养生：气血充盈
的女性才美丽

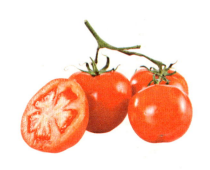

第 三 章

● **工作PK亚健康，**
做健康的办公室女性

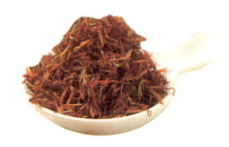

第四章

• 孕产偏方：孕前、孕中、孕后问题一扫光

第 五 章

•**妇科偏方：清除
烦恼，做完美女性**

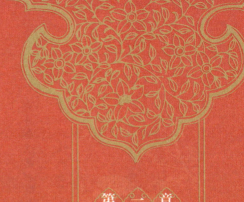

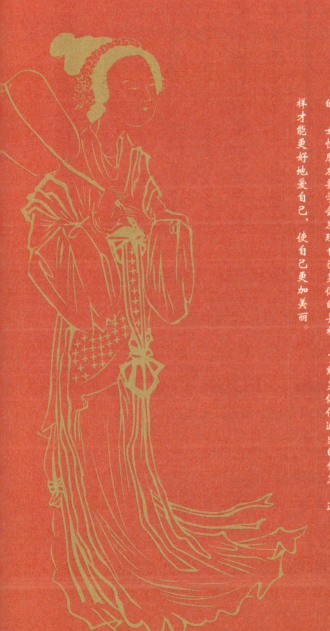

第 一 章

洞悉身体的秘密，学会爱自己

生活中从不缺少美，而缺少发现美的眼睛。对于身体，也是一样的，女性朋友要学会发现自己身体的异样，了解身体传递出的信息。这样才能更好地爱自己，使自己更加美丽。

眼睛发黄，应该养护肝脏

中医理论认为，『五脏六腑之精气，皆上注于目』。眼睛是人体的重要器官，其表现出来的一些症状是诊病的重要依据。例如，眼睛发黄一般是体内湿热、有瘀血，以及脾虚血亏的征兆。如果眼睛发黄，患者就会出现肌肤发黄、无光泽，以及体乏疲惫、恶心呕吐、心悸失眠、舌苔黄腻、头晕等症状，导致这些症状出现的主要原因是肝脏出现了问题。这提醒患者要注意对肝脏的养护，并找出病因所在，有针对性地进行调理。

 眼睛发黄的常见原因及症状

1 体内湿热
眼睛和身体明显发黄、身体乏力、厌食、恶心呕吐

2 体内有瘀血
眼睛发黄，面色无光、发紫，大便发黑

3 脾虚血亏
眼睛发黄、心悸、头晕、体乏

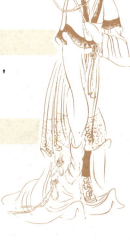

本草方　地黄柴胡汤

材料　栀子、泽泻、黄芩各9克，生地黄、柴胡、车前子、龙胆、甘草、川木通各6克，当归3克。

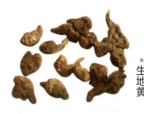

生地黄

做法　将所有材料一起加水煎煮2次，分别去渣留汁。

用法　将2次煎煮的药汁混合后分成2份，在早、晚饭后30分钟服用。

功效　清热祛湿，疏肝消炎。适用于神经性头痛、尿道炎、胆囊炎、带状疱疹、高血压等症。

 本草方　甘露饮

材料　麦门冬、天门冬、熟地黄、炙甘草、石斛、黄芩、枳壳、枇杷叶、茵陈蒿各6克。

做法　将所有材料一起加水煎煮，去渣留汁。

用法　每日1剂，早、晚分服。

功效　清热滋阴，理气化浊。适用于阴亏津伤、脾胃受湿引起的黄疸、小便黄涩、眼睛肿痛、牙龈炎、口腔炎、口腔溃疡、便秘等症。对于体内湿热所引起的眼睛发黄，在治疗时应以利湿化浊为主，可用此方。

 本草方　十全大补汤

材料　熟地黄、黄芪各12克，当归、芍药、茯苓、白术各9克，人参、川芎各6克，炙甘草、肉桂各3克，红枣2颗，生姜3片。

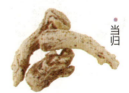

当归

做法　将所有材料一起加水煎煮，去渣留汁。

用法　每日1剂，早、晚分服。

功效　补益气血。可用于虚劳咳嗽、食欲不振、腰膝酸软、四肢无力、气血不足、女性崩漏、伤口不易愈合、月经不调等症。对于脾虚血亏引起的眼睛发黄，在治疗时要以健脾补血为主，可用此方。

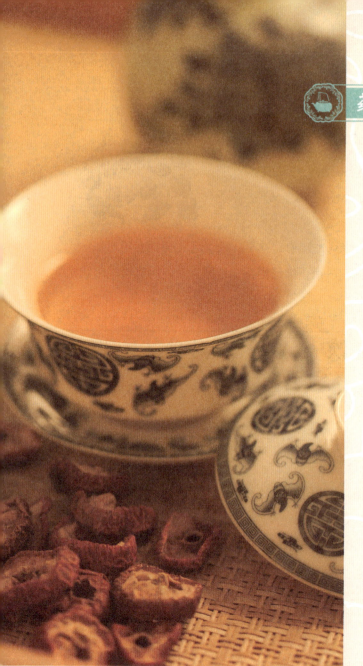

药茶方 **山楂茶**

材料 龙井、山楂各5克，陈皮少许。

做法 将所有材料用200毫升矿泉水浸泡4小时以上。

用法 代茶饮用。

功效 降血脂，降胆固醇，预防脂肪肝。

说明 中医认为山楂具有活血化瘀的作用，是血瘀型痛经患者的食疗佳品。龙井含有氨基酸、儿茶素、维生素C等成分，营养丰富，具有生津止渴、提神益智的作用，同时可消炎解毒、养护肝脏。

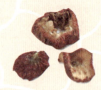
山楂

温馨提示

　　陈皮又被称为橘皮、黄橘皮、新会皮等。在长江以南地区，人们于每年10月—12月摘下成熟的柑橘果实，剥取果皮，将其阴干，制成陈皮。陈皮药材分"陈皮"和"广陈皮"。陈皮不宜与半夏、南星等温热香燥药材同用。

药茶方 莲子冰糖茶

材料 绿茶10克，莲子30克。

调料 冰糖适量。

做法 将绿茶用100毫升沸水冲泡10分钟，去渣留汁；将莲子与冰糖放入锅中，加适量水，用大火煮沸后改小火煮60分钟，去渣留汁。将上述两种汁液混合即成莲子冰糖茶。

用法 每日1剂，代茶饮用。

功效 安神明目，清肝祛火。

药茶方 苦瓜绿茶

材料 鲜苦瓜25克，绿茶适量。

调料 冰糖适量。

做法 将苦瓜洗净、去瓤、切碎，与绿茶混匀备用。将混合均匀的苦瓜和绿茶用沸水冲泡10分钟，加冰糖即可。

用法 每日1~2剂，代茶饮用。

苦瓜

功效 清热解毒，清心明目，养血益气。适用于暑热烦渴、小便不利、风热赤眼等症。此茶还可作为夏季祛暑凉茶。

食疗方 枸杞黄芪保肝汤

材料 驴肉100克，黄芪50克，枸杞子30克。

调料 盐、味精各适量。

做法 挑去黄芪、枸杞子中的杂质，将其洗净；将驴肉洗净、切成块。将驴肉块放入沸水中氽烫2分钟，除去浮沫，捞出冲净。将驴肉块、黄芪、枸杞子一同放入砂锅中，加适量水，用大火煮沸后转小火炖至肉烂，最后加入盐、味精调味即可。

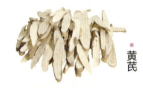

黄芪

功效 养肝明目，补气升阳，利尿消肿，滋补肝肾。适用于风眩、心烦等症。

食疗方 猪肝瘦肉滋补粥

材料 猪肝、猪瘦肉各50克，大米60克，葱花6克。

调料 料酒1汤匙，胡椒粉、盐、干淀粉各适量。

做法 将大米淘洗干净，放入清水中浸泡30分钟，捞出后放入锅中，加适量水，用小火煮成粥。将猪瘦肉及猪肝分别切成末，各加少许料酒、干淀粉略腌。将猪瘦肉末和猪肝末放入粥中，待将粥再次煮沸时，用胡椒粉及盐调味，最后撒葱花即可。

用法 佐餐食用。

功效 此粥具有养肝、明目、解毒的功效，适合肝脏不适者食用。

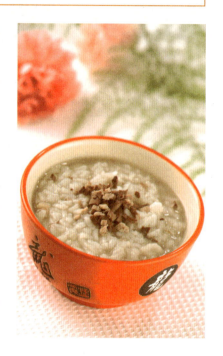

 食疗方 五香猪肝

材料 猪肝300克，黄瓜片100克。

调料 酱油、盐、白糖、香油各适量。

做法 将猪肝去筋，用立刀顺肝叶切割，每刀间隔3毫米左右，深达肝叶3/5，将切割好的猪肝用清水洗净，再入沸水中煮熟，捞出晾凉。将黄瓜片用盐腌渍一下，洗净，沥干水分，装入盘中垫底。将煮熟的猪肝用横刀切成2厘米长的厚片，依次摆在黄瓜上。将酱油、香油、白糖倒入碗里搅匀，最后淋于猪肝上即可。

用法 佐餐食用。

功效 养肝明目。适用于夜盲症。

温馨提示

买回来的猪肝不要急于烹调，应把猪肝先用自来水冲洗10分钟，然后放在清水中浸泡30分钟，再进行烹调。

舌苔发黄，该怎么办

舌为心之窍。舌不仅是一个辨别味道的器官，还与人体脏腑有密切的关系，反映了人体心、肺、胃、肾等方面的病变。通常比较常见的舌苔发黄，即『黄苔』，与脾胃的病变有关。在一般情况下，当体内胃热炽盛、脾胃湿热时，人就容易出现舌苔发黄的症状，并伴随有身体发热、口干舌燥、大便恶臭、恶心呕吐等症状。所以女性朋友一旦发现舌苔发黄，就要有针对性地调理脾胃。

舌苔发黄的常见原因

1 体内胃热炽盛

2 脾胃湿热

3 消化道功能紊乱

4 炎症感染

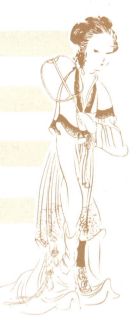

本草方　白虎汤

材 料　生石膏50克，知母18克，炙甘草6克，大米9克。

做 法　将所有材料一起加适量水煎煮，去渣留汁。

炙甘草

用 法　每日1剂，早、晚分服。

功 效　对于体内胃热引起的舌苔发黄等症状，在治疗时应该以清热生津为主，所以患者服用白虎汤比较合适。此汤具有消渴除烦、清热生津的功效，可用于化脓性炎症、中暑、风湿性心肌炎、高血压、糖尿病及各种感染性疾病。

说 明　生石膏是用石膏炮制的一种中药制品。石膏味甘、辛，性大寒，归肺、胃经，《神农本草经》曰其"主中风寒热，心下逆气，惊喘，口干苦焦"，有清热泻火、除烦止渴的作用。知母味甘、苦，性寒，归肺、胃、肾经，《神农本草经》曰其"主消渴热中，除邪气、肢体浮肿，下水，补不足，益气"，可用于肺热烦渴、肠燥便秘等症。

 本草方　三黄栀子汤

材 料　黄连、栀子各9克，黄芩、黄柏各6克。

做 法　将所有材料一起加适量水煎煮，去渣留汁。

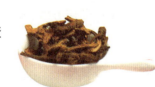

黄连

用 法　每日1剂，早、晚分服。

功 效　调理脾胃，清热除湿。

本草方　半夏泻心汤

材 料　姜半夏12克，炙甘草、黄芩、干姜、人参各9克，红枣4颗，黄连3克。

做 法　将所有材料一起加适量水煎煮，去渣留汁。

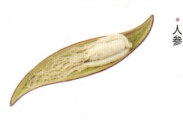

人参

用 法 每日1剂，早、晚分服。

功 效 和胃降逆，祛湿泻火。可用于慢性胃肠炎、胃下垂、胃酸过多、胃溃疡及十二指肠溃疡等症。

药茶方 荷叶茶

材 料 荷叶3克。

调 料 蜂蜜适量。

做 法 将荷叶放在茶壶或大茶杯中，用沸水冲泡，静置5~6分钟后，依个人口味添加适量蜂蜜即可。

用 法 代茶饮用。

功 效 调理脾胃，降脂减肥。

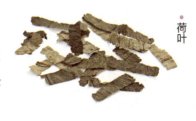

荷叶

药茶方 玫瑰普洱茶

材 料 普洱、玫瑰各3克。

做 法 将普洱放入茶杯中，用沸水清洗后放入玫瑰花，然后重新注入沸水，泡出玫瑰花香即可。

用 法 代茶饮用。

功 效 疏解胸闷。适合夏日肝火旺盛者饮用。

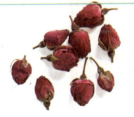

玫瑰

食疗方 竹叶石膏粥

材 料 竹叶10克，生石膏90克，大米100克。

调 料 白糖适量。

做 法 在锅内放入生石膏，加适量水煎20分钟，再放入竹叶继续煎10分钟，去渣留汁。将药汁与大米一起煮粥。食用时可根据个人口味添加白糖。

用 法 佐餐食用。

功 效 清热泻火。适合肠胃实热炽盛者食用。

对于手掌上的低血压警示，你知道多少

低血压是指成年人的收缩压低于90毫米汞柱、舒张压低于60毫米汞柱的状态。

血压的变化范围很大，并与年龄、体质、环境等因素有很大的关系。目前，低血压多发于青年女性。女性中的身体瘦弱者，特别是在月经来潮期，其血压多在80/50毫米汞柱上下。

🌀 低血压的主要症状

1 头晕目眩

2 耳鸣

3 四肢酸软无力

4 食欲不振

5 月经量少

本草方　参芪麦门冬汤

材料　党参、麦门冬各10克，黄芪15克，五味子6克。

做法　将所有材料一起加适量水煎煮，去渣留汁。

用法　每日1剂，早、晚分服。

功效　补益气血，滋阴生津。适用于气阴两虚型低血压。

 药茶方　麦地巴戟续断茶

材料　麦门冬、熟地黄、巴戟天、续断各15克。

做法　将所有材料一起放入砂锅中，然后加入3碗水煎煮，30分钟后关火，加盖焖5分钟后饮用。

用法　每日1剂，代茶饮用。

功效　此茶有补血、养气、安神的功效，适合低血压者饮用。

说明　巴戟天能补肾益精、祛风除湿，《神农本草经》记载："强筋骨，安五脏，补中，增志，益气。"续断可续筋骨、益肝肾。麦门冬可养阴润肺、益胃生津。熟地黄是补血药，可养心神、通血脉。

 药茶方　太子参茶

材料　太子参25克，黄芪、麦门冬各10克。

做法　将所有材料放入砂锅中，加适量水煎煮20分钟左右，去渣留汁。或者将所有材料研成碎末，加沸水冲泡饮用。

用法　每日1剂，代茶饮用。

功效　黄芪有补气升阳、益卫固表、利水消肿、增强免疫力、预防感冒、促进血液循环、强心等功效。麦门冬能降血糖、降血压、软化血管、抑制浮肿、抑菌等。此茶适用于由低血压引起的面色苍白、头晕、心悸、失眠等症。

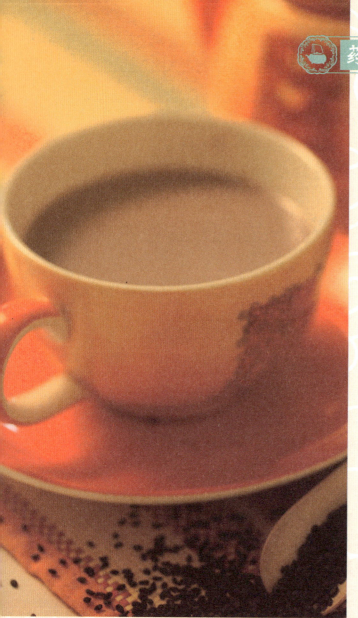

药茶方 山药藕米茶

材料 山药干、黑芝麻、藕粉、大米各50克。

调料 白糖适量。

做法 将黑芝麻、大米均炒熟，然后将其与山药干研成细末，加入藕粉和白糖拌匀，即成山药藕米茶末。

用法 每次取20克左右的茶末，用白开水冲服即可。每日1剂，当作早点或者加餐饮用。

功效 此茶可补气养血、提升血压，适合气血两虚型的低血压患者饮用。

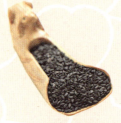

● 黑芝麻

温馨提示

山药干味甘，性平，能益气养阴、强健筋骨、帮助消化、滋养生津，可用于食欲不振、尿频、健忘、糖尿病等症。黑芝麻能润肠通便、补肺益气。藕粉是滋补佳品，内含丰富的膳食纤维。

药茶方　黑芝麻红茶

材料　黑芝麻30克，红茶6克。

做法　将黑芝麻用微火炒熟、研碎，与茶叶混合均匀，分成两包，用沸水冲泡，加盖泡10分钟就可以了。

用法　每日2次，每次1包，可以代茶饮用。

功效　黑芝麻有补肝肾、滋五脏、益精血、润肠燥的功效，可用于头晕眼花、耳鸣耳聋、须发早白、肠燥便秘等症。此茶可提升血压，适合肝肾阴虚型低血压者饮用。

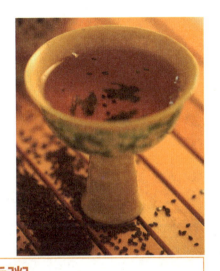

食疗方　西红柿菠菜香粥

材料　西红柿半个，鸡蛋1个，菠菜2棵，大米100克，葱花适量。

调料　盐、胡椒粉、味精各适量。

做法　将西红柿洗净、切小块；将菠菜洗净、切段；将大米淘洗干净。将锅置于火上，倒入适量水煮开，放入大米，用大火煮开后转小火煮10分钟，再放入西红柿块熬煮20分钟。将鸡蛋打入粥中做成荷包蛋，加菠菜段、盐、胡椒粉、味精、葱花调味即可。

用法　佐餐食用。

功效　蛋黄及菠菜中富含铁质；西红柿中富含的维生素C，不仅能促进人体对铁质的吸收，还能稳定血压、预防贫血及低血压。

食疗方　八珍香粥

材料　黑米250克，红枣、西米各25克，香米10克，白果、核桃仁、银耳、百合、桂圆肉各适量。

调料　冰糖适量。

做法 将黑米、西米、香米分别淘洗干净，备用；将红枣去核、洗净；将银耳泡发、去蒂、洗净，再放入沸水锅中蒸熟；将白果、核桃仁、百合、桂圆肉分别洗净，备用。锅中加入适量水，先放入黑米，用小火煮至米粒变软，再放入香米、西米、桂圆肉、冰糖、百合、白果、核桃仁、红枣和银耳，用小火煮至粥汁黏稠，即可出锅。

用法 佐餐食用。

功效 此方有多种保健功效，可补脑减压、养心安神，适合各种低血压者食用。

食疗方 人参大米粥

材料 人参3克（或党参15克），大米100克。

做法 将人参研为细末，与洗净的大米共置于砂锅内，加适量水煮成粥。

用法 每日1剂，分2~3次食用。

功效 大补元气，益血生津。

食疗方 肝肚大米粥

材料 猪肝、猪肚、大米各100克。

调料 盐、味精各适量。

做法 将猪肝、猪肚洗干净后放入锅中煮熟；将大米淘洗干净。将煮熟的猪肝、猪肚切成细丝，放入锅内，加适量水与大米同煮成粥，加盐、味精调味即可。

用法 佐餐食用。

功效 此粥适用于夜盲症、低血压、贫血、慢性肝炎等症。

温馨提示

　　患有低血压的人大部分会有营养不良的表现，如果再饮大量的酒，就会使原本很低的血压快速下降。所以，患有低血压的人平时应注意营养和保健，防止营养不良出现，要少饮酒或忌酒。

感冒，在中医里是指感受触冒风邪、邪犯卫表而导致的常见外感疾病，临床表现多为鼻塞、流涕，打喷嚏，咳嗽，头痛，恶寒、发热等。发病原因多为外感六淫、时行病毒，导致卫表不和、肺气失宣。中医大体将感冒分成五类：风寒感冒、风热感冒、气虚外感、暑湿外感（胃肠型感冒）、风温热毒裹肺（通常所说的流感）。

感冒的主要症状

1 鼻塞、流涕

2 打喷嚏

3 咳嗽

4 头痛

5 恶寒、发热

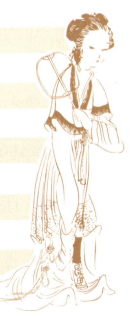

15

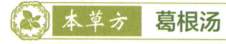

本草方　葛根汤

材料　葛根6克，麻黄、生姜各4.5克，炙甘草、芍药、桂枝各3克，红枣6颗。

做法　将所有材料一起加水煎煮，去渣留汁。

用法　每日1剂，早、晚分服。

功效　解肌生津，发汗解表。适用于感冒症见鼻塞、汗排不出、头痛头晕者。

药茶方　金银花茶

材料　金银花20克，茶叶6克。

调料　白糖适量。

做法　将金银花、茶叶放入砂锅内，加适量水，用大火煮沸，加入白糖煮至溶化，去渣留汁。

用法　趁热饮用，每日1剂，连服2~3日。

功效　辛凉解表。适用于风热感冒。

食疗方　老姜山药芋头汤

材料　老姜60克，山药150克，芋头、甘薯各80克。

调料　白糖适量。

做法　将老姜洗净、去皮、拍扁；将山药、芋头和甘薯均洗净、去皮、切成小块。将芋头块和甘薯块放入沸水中煮至熟透捞出，沥干水分备用。将1 000毫升的水倒入锅中，加入拍扁的老姜，用小火煮约10分钟，再加入山药块，续煮约8分钟。最后加入白糖，再煮约2分钟，加入煮熟的芋头块、甘薯块即可。

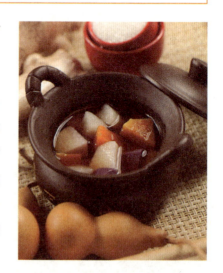

用法　佐餐食用。

功效　此汤可帮助已感冒的人暖胃、排汗，可帮助健康的人强胃健体。

食疗方 茯苓薏米粥

材料 薏米、茯苓各50克，糯米100克。

做法 将茯苓打碎，放入砂锅中，加水300毫升，煎至100~150毫升，去渣留汁，备用。将薏米、糯米加入锅中，加适量水，煮成粥后兑入茯苓汁，煮至沸腾即可。

用法 佐餐食用。

功效 化痰止咳。可辅助治疗支气管炎。

茯苓

食疗方 西瓜秧煮鸡

材料 净公鸡1只，干西瓜秧200克，生姜100克，生豆油150克。

做法 将干西瓜秧和适量水放入锅中煮沸，捞出西瓜秧后加入鸡肉和生姜，待鸡肉煮熟后，加入生豆油即可。

用法 佐餐食用。

功效 对支气管哮喘有一定疗效。

食疗方 芥菜姜汤

材料 芥菜500克，姜片10克。

调料 盐适量。

做法 将芥菜洗净、切段，与姜片一同入锅，加水1 200毫升，煮至剩余800毫升，最后加盐调味即成。

用法 饮汤，芥菜可吃可不吃，每日1剂，分2次服用，不限时。

功效 除肺气，祛痰涎。适用于风寒感冒引起的头痛。

食疗方 神仙粥

材料 带须葱白7~8根，姜10克，糯米50克。

调料 醋适量。

做法 将葱白洗净、拍破，与淘洗干净的糯米、姜一同加水煮粥，煮至米烂，加入醋即成。

用法 每日1剂，早、晚分服。

功效 发散风寒，开胃养肝。

 足浴方 **生姜足浴方**

材料 生姜片100克。

做法 锅中加入适量水，放入生姜片先浸泡5~10分钟，再煎煮20分钟，最后去渣留汁。将生姜汁倒入足浴盆中，放温后进行足浴。

用法 每日2~3次，每次15~20分钟，连续2~3日。

功效 此方具有发汗解表的作用，可用于风寒感冒引起的鼻塞、流鼻涕、头痛等。

 外用方 **葱姜盐方**

材料 葱白、生姜各30克，盐6克，白酒1盅。

做法 先将葱白、生姜、盐共捣成糊状，再加入白酒调匀，然后用纱布包之即可。

用法 外用，涂擦前胸、后背、手心、脚心、腋窝及肘窝等处，然后让患者安卧。

功效 发散风寒。适用于风寒感冒。

> **温馨提示**
>
> ①中医将感冒分为多种类型，如风寒感冒、风热感冒、气虚外感、暑湿外感等，因此感冒患者要对症吃药。
>
> ②感冒患者要多喝水，每日饮水2 500~3 000毫升，以预防发烧，并可协助排出身体中的毒素。
>
> ③保持充足的睡眠能养精蓄锐，防止津液亏损，对身体的康复很有帮助。因此，在感冒期间及初愈时，患者最好不要熬夜，要多休息、多睡觉。

脂肪肝是由脂肪代谢紊乱，肝细胞内脂肪积聚过多而引起的病变。脂肪肝多由长期酗酒、营养过剩，以及糖尿病等慢性疾病所致。

另外，生活不规律、饮食不节制、缺乏锻炼也是其常见的病因。在大多数情况下，得了脂肪肝的女性，其手掌部位会出现相间分布的红白斑点，这可以作为脂肪肝病变的一个信号。中医认为，脂肪肝是由肝失疏泄、肝血瘀滞、脾失健运、痰湿内生所致。患者在选用偏方时应以疏肝理气、活血化瘀、通经止痛的偏方为主。

 脂肪肝的主要症状

1 疲倦乏力

2 食欲不振

3 经常便秘

4 恶心呕吐

5 右上腹有沉重感

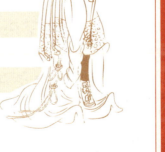

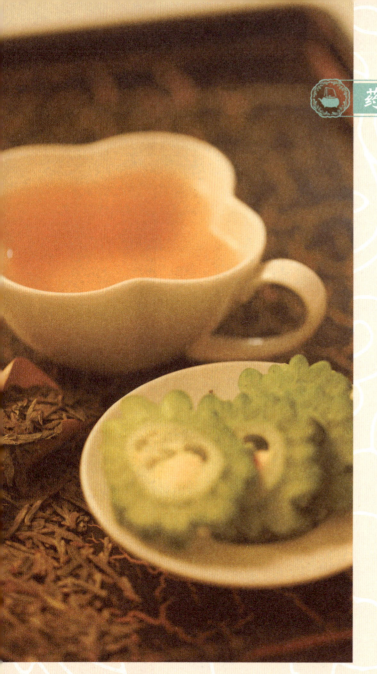

药茶方　苦瓜茶

材料　苦瓜干片5克。

调料　红糖或蜂蜜适量。

做法　将苦瓜干片放入茶杯中，倒入沸水，加盖泡10分钟左右，然后依个人口味放入红糖或蜂蜜即可。

用法　每日1剂，分两三次饮用。

功效　清热、明目、解毒。适用于脂肪肝。

说明　苦瓜中的维生素C含量丰富，维生素C具有预防坏血病、保护细胞膜等作用。苦瓜中的苦瓜素被誉为"脂肪杀手"，可以加速脂肪的分解。此外，苦瓜中的苦瓜苷和苦味素可以增进食欲、健脾开胃。

温馨提示

蜂蜜是被广泛认可的天然营养食品。蜂蜜中含有人体所需的各种矿物质，如钙、铜、钾、磷等。蜂蜜中还含有花粉粒，经常喝蜂蜜的人会对花粉粒过敏产生一定的抵抗力。

药茶方 **茵陈茶**

材料 茵陈15克，绿茶10克。

做法 将茵陈加水煎煮，去渣留汁；将绿茶放入茶杯中，倒入茵陈汁，加盖泡20分钟即可。

用法 代茶饮用，每日1剂，1个月为1个疗程。

功效 适用于脂肪肝。

食疗方 **灵芝蚌肉汤**

材料 灵芝20克，蚌肉250克。

调料 冰糖适量。

做法 将蚌肉洗净；将灵芝放入砂锅中，加适量水煎煮约1小时，去渣，加入蚌肉煮至熟，放入冰糖即可。

用法 佐餐食用，喝汤吃肉。

功效 适用于脂肪肝。

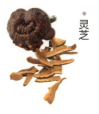

灵芝

食疗方 **豆腐炖南瓜**

材料 南瓜300克，豆腐320克，青豆40克，红枣12颗。

调料 酱油、盐各1汤匙，香油2汤匙，高汤适量。

做法 将南瓜切块；将豆腐洗净、切大块；将青豆洗净，放入沸水中汆烫片刻，捞出沥干备用。锅中加入高汤、酱油、红枣、豆腐块、青豆及南瓜块，先用大火煮至水沸，然后改用小火焖煮至南瓜块熟透，最后加盐、香油调味即成。

用法 佐餐食用。

功效 适用于脂肪肝。

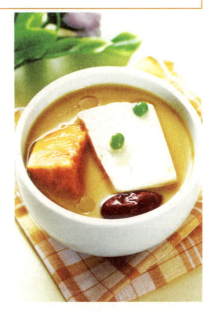

食疗方 **猪脊骨海带汤**

材料 海带丝、猪脊骨各适量。

调料 盐、醋、味精、胡椒粉各少许。

做法 将海带丝洗净，放入蒸锅中蒸熟，备用。将猪脊
骨放入锅中，加适量水炖汤，待汤煮沸后去浮沫，加入海带丝炖烂，最后加
盐、醋、味精、胡椒粉调味即可。

用法 佐餐食用，吃海带，喝汤。

功效 对脂肪肝有辅助治疗作用。

海带

食疗方 **绿豆薏米粥**

材料 绿豆、薏米各适量。

调料 蜂蜜少许。

做法 将绿豆、薏米洗净，用水浸泡一夜，捞出沥
干，备用。先将浸泡后的薏米和绿豆倒入锅中，加清水用
大火烧开，再改用小火煮至薏米和绿豆熟透，最后加蜂蜜
调味即可。

用法 佐餐食用。

功效 降脂利水。适用于脂肪肝。

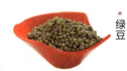

绿豆

食疗方 **兔肉山药汤**

材料 兔肉500克，山药50克。

调料 盐适量。

做法 将兔肉洗净，与山药一起放入锅中，加适
量水煮至肉熟烂，加盐调味即可。

用法 喝汤，吃肉。

功效 适用于脂肪肝。

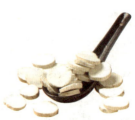

山药

胃下垂是指在人站立时，胃的下缘抵达盆腔，胃小弯弧线最低点降至髂嵴连线以下，多见于女性。胃下垂可单独发生，也可是内脏下垂的一部分。当人患有轻度胃下垂时，基本没有什么症状；当胃下垂较明显时，人会有上腹不适、易饱胀、厌食、恶心、便秘、脘痛、腹胀等症状。中医认为，本病主要是由脾胃虚弱或思虑伤脾带来的中气下陷所致。因此，患者在选择偏方时，应以升阳益胃、补中益气为本，以化饮、降逆、疏肝等为标来进行调理。

胃下垂的主要症状

1 易饱胀

2 厌食

3 便秘

4 恶心

5 腹胀

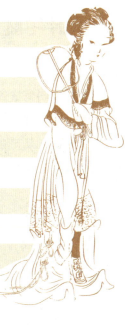

本草方 # 柴胡甘草汤

材料 柴胡、炙升麻、炙甘草各3克，枳壳20克，白芍、延胡索、炒川楝子、白术、炒神曲、山楂、党参、黄芪、鸡内金各10克。

做法 将所有材料一起加水煎煮2次，分别去渣留汁。

用法 将2次煎煮的药汁混合后分成2份，早、晚分服。

功效 可改善胃下垂的症状。

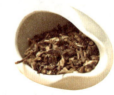
·柴胡

 本草方 # 内金散

材料 米糠500克，鸡内金50克。

做法 先将米糠放入锅中用小火炒至黄褐色，再放入鸡内金，将鸡内金炒至胀发，然后将锅从火上移开，除去米糠，最后将剩下的鸡内金研成细末。

用法 每日3次，每次1~2克，温水送服。

功效 健胃消食。适用于胃下垂。

·鸡内金

食疗方 # 荷叶牛肚汤

材料 牛肚1 000克，新鲜荷叶2张，生姜适量。

调料 黄酒、桂皮、茴香、胡椒粉各适量，盐1小匙。

做法 把荷叶置于砂锅底，锅内放入牛肚，加水浸没，用大火烧沸后，改用中火煮30分钟。将牛肚取出，切成条块或小块，再放入砂锅中，加黄酒、茴香、桂皮，用小火慢煨2小时。然后加盐、生姜、胡椒粉，再煨2~3小时，至牛肚酥烂。

用法 喝汤，每日2次，每次1小碗。此外，可将牛肚蘸着酱油或醋食用，不限时限量。

功效 可改善胃下垂的症状。

食疗方 **鸡蛋蒸桂圆**

材 料 鸡蛋1个，桂圆肉10粒。

做 法 将鸡蛋打入碗内，不要搅散，放入锅中隔水蒸至蛋白凝固、蛋黄未熟（一般蒸2~3分钟即可），放入洗干净的桂圆肉，再蒸10分钟左右即可。

用 法 每日1次，即吃即蒸。

功 效 对改善胃下垂的症状有效果。

鸡蛋

 食疗方 **番茄酱甘薯**

材 料 甘薯200克。

调 料 白糖、番茄酱各适量。

做 法 将甘薯用清水洗净、切片，放入蒸锅中蒸熟，取出装盘备用。另取一锅，放入少许水烧沸，加入白糖和番茄酱搅匀，再次煮沸后浇在甘薯片上即可。

用 法 佐餐食用。

功 效 可改善由胃下垂引起的体虚乏力等症状。

禁 忌 胃酸过多者不宜多食。

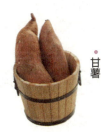

甘薯

 食疗方 **鳝鱼大蒜汤**

材 料 鳝鱼2条，大蒜1头。

调 料 黄酒适量。

做 法 将宰杀后的鳝鱼与大蒜放入锅中，加适量水共煮，在鳝鱼将熟时加入黄酒，稍煮即成。

用 法 佐餐食用，喝汤，吃鳝鱼肉。

功 效 健胃行气。适用于胃下垂。

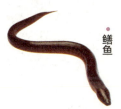

鳝鱼

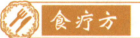 **食疗方** ## 猪肚白胡椒汤

材料 猪肚250克，白胡椒15克。

做法 将猪肚洗净、切片、放入锅中，加水和白胡椒煮熟即可。

用法 每日1剂，分2次吃完。

功效 适用于胃下垂。

 外用方 ## 五倍子外敷方

材料 五倍子2克，蓖麻仁10克。

做法 将五倍子研成细末，将蓖麻仁捣成泥状，将两者混合均匀，即成药泥。

用法 将药泥敷于脐部，每日早、中、晚用热水袋热敷脐部，3~4日换1次药。

功效 可缓解胃下垂的症状。

 外用方 ## 蓖麻仁升麻

材料 蓖麻仁10克，升麻2克。

做法 将蓖麻仁捣成泥状，将升麻研成粉末，将两者混合拌匀，制成直径为2厘米、厚度为1厘米的圆药饼。

用法 剃去患者百会穴周围2厘米内的头发，敷以药饼并固定；让患者仰卧，用装有80℃左右热水的瓶子熨烫药饼30分钟。每日3次，每个药饼可连用5日，10日为1个疗程。

功效 可缓解胃下垂的症状。

> **温馨提示**
>
> ①胃下垂患者平日应多吃富含蛋白质的食物，如鸡肉、鱼肉、猪瘦肉、鸡蛋、牛奶、豆腐、豆奶等。
>
> ②胃下垂患者忌暴饮暴食、餐后剧烈活动、畅饮汤水和吃不易消化、体积过大的食物。

骨质疏松是以骨量减少、骨脆性增加和骨折危险性增加为特征的一种系统性、全身性的骨骼疾病，在中老年人群中较为常见。

骨质疏松出现的原因主要有两个方面，一是进入更年期，二是骨骼老化。人体内因骨骼老化或激素骤减而导致钙质流失，久而久之，骨密度不够，就会出现骨质疏松。一般骨质疏松最明显的症状就是身高逐渐变矮。

中医认为，肾主骨，腰为肾之府，骨质疏松发病的关键是肾虚、骨髓空洞。

骨质疏松的主要症状

1 身高逐渐变矮，伴有驼背

2 频繁抽筋

3 脊椎、腕骨和髋骨易骨折

4 腰背疼痛

5 行走和活动不便

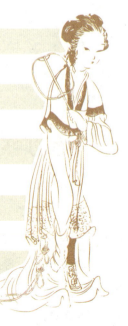

本草方 **六味地黄汤**

材料 熟地黄24克，山茱萸、山药各12克，泽泻、牡丹皮、茯苓各9克。

做法 将所有材料加水煎煮，去渣留汁。

用法 每日1剂。

功效 补肾益气，延缓衰老，预防骨骼老化。

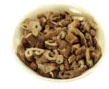
牡丹皮

本草方 **五藤饮**

材料 宽筋藤、天仙藤各30克，血枫藤、石楠藤、络石藤各15克，沙柳草15~30克。

做法 将所有材料加水煎煮，去渣留汁。

用法 每日1剂，早、晚分服。

功效 驱风湿，通经络，补气血，养肝肾。

本草方 **独活桂枝汤**

材料 独活、桂枝、秦艽、山茱萸各10克。

做法 将所有材料加水煎煮30分钟，去渣留汁。

用法 每日1剂，早、晚分服。

功效 祛风散寒，温经通络。

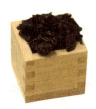
山茱萸

食疗方 **洋葱炒虾皮**

材料 洋葱400克，虾皮250克。

调料 盐适量。

做法 先将洋葱洗净、去外皮、切丁，再将洋葱丁与虾皮一同放入铁锅内加油煸炒至熟，最后加盐调味即可。

用法 佐餐食用。

功效 补钙，预防骨质疏松。

洋葱

食疗方 **海带猪骨汤**

材料 海带100克，猪骨300克。

调料 盐、醋各适量。

做法 将海带、猪骨分别洗净，一同放入锅内，加适量水，用大火煮沸，加入醋，转用小火炖1小时，加盐调味即可。

用法 佐餐食用。

功效 适用于骨质疏松。

猪骨

食疗方 **海带香菇猪腔骨汤**

材料 猪腔骨500克，水发海带150克，红枣10颗，香菇3朵，枸杞子、姜片各适量。

调料 盐适量，料酒1汤匙，醋少许。

做法 将猪腔骨洗净、切块，放入沸水中汆烫一下，捞出；将水发海带洗净、切段；将香菇泡软、去蒂、切片；将红枣泡发、洗净。锅中倒入适量清水，将上述材料及料酒、醋、姜片一起放入，炖煮至熟，出锅前放入枸杞子、盐，再煮5分钟即可。

用法 佐餐食用，吃海带，喝汤。

功效 强筋壮骨，补血行气。适用于骨质疏松。

海带

食疗方 **山药枸杞甲鱼汤**

材料 山药15克，枸杞子10克，骨碎补20克，甲鱼1只，姜适量。

调料 盐、料酒各适量。

做法 先将甲鱼宰杀、去内脏、洗净，再将山药、枸杞子、骨碎补放入布袋中，然后将装好的布袋与甲鱼、姜一起放入砂锅中，加入适量清水，用小火炖煮

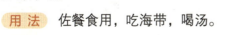

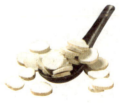
山药

至甲鱼熟烂，最后加入盐、料酒调味。

用法 佐餐食用。

功效 滋阴补肾，益气健脾。适用于骨质疏松。

食疗方 黄豆芽炖猪排骨

材料 黄豆芽、猪排骨各500克。

调料 料酒、味精、胡椒粉各适量。

做法 将猪排骨洗净，放入砂锅中，加适量水炖1小时左右。将黄豆芽去根、洗净、汆烫，放入猪排骨汤中，加料酒，用小火炖30分钟，放入味精、胡椒粉调味即成。

用法 佐餐食用。

功效 适用于骨质疏松。

食疗方 核桃补肾粥

材料 核桃仁、大米各30克，黑豆、莲子各15克，巴戟天10克，锁阳6克。

调料 盐、鸡精各适量。

做法 将黑豆泡软、莲子去心、核桃仁捣碎，将巴戟天与锁阳用纱布包好。将所有材料一同放入砂锅中，加适量水，用小火煮至米烂粥成，捞出装有巴戟天与锁阳的纱布包，加盐、鸡精即可。

用法 佐餐食用。

功效 缓解由骨质疏松所导致的腰痛。

外用方 外敷川芎方

材料 川芎45克。

做法 将川芎研成细末，分装在布袋中，每袋15克。

用法 将药袋敷于疼痛部位，每次1袋，每日1次。

功效 缓解由骨质疏松引起的疼痛。

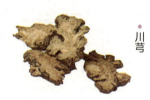
川芎

斑秃或脱发，早预防，早解决

斑秃是以头发突然脱落或渐渐地为特征的一种常见的皮肤病。现代医学认为，本病可能与遗传、情绪应激、自身免疫等因素有关，而心理因素被认为是重要的诱发因素。过度的脑力劳动，长期精神忧虑、焦急、悲伤、惊恐，都会诱发斑秃。脱发分为生理性脱发和病理性脱发。本书所讲的是病理性脱发，其症状是头发油腻，如同擦了油一般，有淡黄色鳞屑固着难脱，或有灰白色鳞屑飞扬。

斑秃或脱发的主要症状

1 头发呈斑片状脱落

2 多无自觉症状

3 脱发区皮肤光滑

4 周缘毛发松动易脱

5 严重时头发会全部脱落

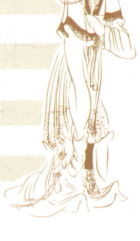

本草方　代赭石

材料　代赭石10克。

做法　将代赭石研成细末。

用法　每日2次，每次3克，用温水送服。

功效　对调理斑秃有一定功效。

本草方　二黄散

材料　雄黄30克，硫黄60克，猪油适量。

做法　将雄黄和硫黄一同研成细末，调入猪油搅拌均匀。

用法　外敷患处，用力揉擦使药渗入，每日换药1次。

功效　对调理斑秃有一定功效。

本草方　半夏生姜方

材料　生半夏、生姜各300克，香油1 000毫升。

做法　将生半夏、生姜研成细末，用香油浸渍半个月，即成药油。

用法　先用生姜片涂擦患处，后用药油涂之，每日1次。坚持用3个月才可见效。

功效　可缓解脱发的症状。

本草方　当归地黄川芎汤

材料　当归20克，生地黄、熟地黄、白芍、制何首乌、侧柏叶、白鲜皮各15克，川芎、红花、桃仁、泽泻各10克，蝉蜕6克。

做法　将所有材料加水煎煮（煎煮时，放上一小撮黑芝麻做药引），去渣留汁。

用法　每日1剂，早、晚分服。

功效　对脂溢性脱发有一定疗效。

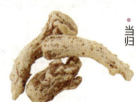

当归

药酒方　旱莲草泡酒

材料　旱莲草20克（鲜品量加倍），白酒200毫升。

做法　用清水将旱莲草洗净，放入蒸锅中用中火蒸20分钟，取出晾凉后放入白酒内浸泡（冬春浸泡3日，夏秋浸泡2日），然后过滤去渣，即成咖啡色酊剂，装瓶。

用法　先用棉签蘸上药液，涂搽患处，待干后用七星针在脱发区连续轻轻叩打，手法宜均匀，每次叩打至皮肤潮红。

功效　可帮助生发。

药酒方　桑葚白酒方

材料　鲜桑葚500克，白酒400毫升。

做法　先将鲜桑葚榨成汁，然后将桑葚汁与白酒混合装瓶，封固，放置半个月即可。

用法　饮用，每日2次，每次15毫升。

功效　对调理斑秃有一定功效。

食疗方　首乌大米粥

材料　制何首乌30克，大米50克。

调料　冰糖适量。

做法　将制何首乌和大米放入锅中，加适量水煮为粥，然后加入冰糖调匀。

用法　佐餐食用。

功效　补肝肾，益精血，促进生发。

说明　《本草纲目》中记载："（何首乌）能养血益肝，固精益肾，健筋骨，乌髭发，为滋补良药。"通常，制何首乌能补益精血、乌发，而生何首乌能解毒、通肠便，所以，调理斑秃应该选用制何首乌。

食疗方　黑白芝麻核桃仁粥

材料　糙米100克，黑芝麻、白芝麻各10克，核桃仁20克。

调料 白糖适量。

做法 将糙米、黑芝麻、白芝麻、核桃仁分别洗净，将糙米用水浸泡1小时。将所有材料一同放入锅中，加适量水，用中火煮沸后再用小火熬煮1小时，加白糖拌匀即成。

用法 佐餐食用。

功效 黑芝麻具有乌发、生发的功效，对须发早白、病后脱发有较好的辅助疗效。白芝麻能在一定程度上对抗细胞内的有害物质——自由基，可使皮肤白皙、润泽。女性经常食用白芝麻，可改善皮肤、须发干枯的症状。黑白芝麻核桃仁粥具有润肤、乌发、生发等功效，常食用可使头发秀美、乌黑、有光泽。

外用方　紫草方

材料 紫草9克，香油适量。

做法 先将香油烧热，然后放入紫草炸焦，放凉后取油。

用法 用油汁擦患处。

功效 可改善斑秃的症状。

外用方　韭菜根方

材料 韭菜根1把，面粉适量。

做法 将韭菜根洗净、捣烂，加入面粉、水调成糊状，然后放入锅中煎成饼状。

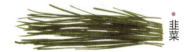

韭菜

用法 用煎成的韭菜根饼热敷患处，两日1次。

功效 可改善斑秃的症状。

温馨提示

斑秃成脱发患者的日常注意事项：
①保持心情舒畅，保证充足的睡眠，劳逸结合。
②消除精神刺激及创伤，积极治疗原发病。
③少吃辣椒等辛辣刺激的食物及脂肪含量高的食物。

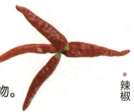

辣椒

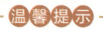

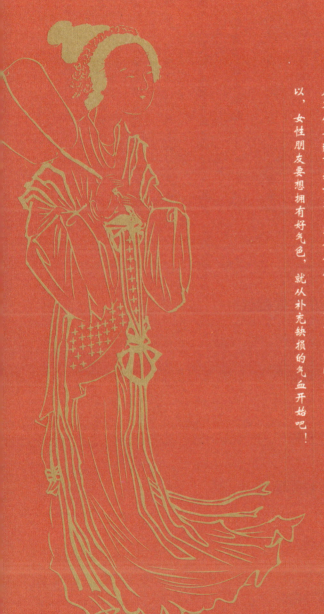

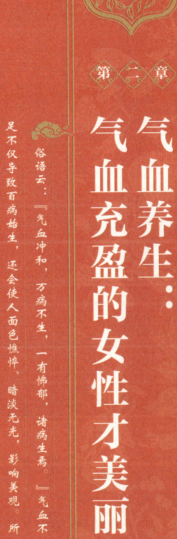

第二章

气血养生：气血充盈的女性才美丽

俗语云：「气血冲和，万病不生，一有怫郁，诸病生焉。」气血不足不仅导致百病始生，还会使人面色憔悴、暗淡无光，影响美观。所以，女性朋友要想拥有好气色，就从补充缺损的气血开始吧！

气虚引起的肥胖，自然要从补气下手

人体虚弱主要表现为气虚、阳虚、血虚、阴虚等，中医云：『血实气虚则肥，气实血虚则瘦』，所以不要片面地认为人只要胖身体就健康。实际上，肥胖也可能是由气虚所导致的。另外，减肥方法要得当，尤其是女性，不能靠节食来减肥，反而应该补气。在全身的气机通畅后，身体内的毒素和垃圾自然就会被排出体外，从而达到瘦身和保健的双重功效。

 气虚的主要症状

- **1** 体型偏胖
- **2** 容易感冒
- **3** 身体容易疲倦
- **4** 全身乏力
- **5** 舌苔发白

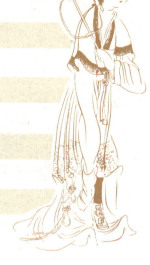

本草方 补中益气汤

（材料）黄芪18克，炙甘草、白术各9克，柴胡、陈皮、人参、升麻各6克，当归3克。

（做法）将所有材料一起加水煎煮，去渣留汁。

（用法）每日2剂，早、晚分服。

（功效）补中益气，补益脾胃。

（说明）黄芪从清代开始就被推崇为"补气诸药之最"，对于黄芪的医疗功效，历代医书都有明确的论述。《医学衷中参西录·药物》云，黄芪"能补气，兼能升气，善治胸中大气下陷"。《神农本草经》记载，黄芪"能补虚"。

本草方 健脾降脂汤

（材料）党参、黄芪、薏米、泽泻、生山楂各15克，茯苓、白术、扁豆、山药各12克，半夏10克，陈皮6克，荷叶9克。

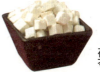
·茯苓

（做法）将所有材料处理干净，加水煎煮，去渣留汁。

（用法）每日1剂。

（功效）健脾化湿，补虚降脂。

·生山楂

药茶方 黄芪茶

（材料）炙黄芪10克。

·黄芪

（做法）将炙黄芪用沸水冲泡。

（用法）代茶饮用，饮完茶后，嚼冲泡后的炙黄芪。

（功效）健脾益胃，益气和中。

（说明）黄芪的补气功效比人参的补气功效更好，人参重在大补元气，适合救急，而黄芪补而不腻，适合补虚。炙黄芪是用蜂蜜炮制而成的，其补气效果比生黄芪的补气效果更好。炙黄芪具有温热之性，更适合女性补气补虚用。

食疗方　黄芪小米粥

材料　炙黄芪10克，山药30克，小米100克。

做法　将小米淘洗干净，与山药和炙黄芪一起放入锅中，加适量水熬煮成粥。

用法　佐餐食用。

功效　补气养阴。

 食疗方　山药黄豆猪排骨汤

材料　猪排骨500克，山药300克，黄豆200克，姜片适量。

调料　大料、盐、花椒、鸡精各适量。

做法　将猪排骨洗净、切块；将黄豆、大料、花椒洗净；将山药洗净、去皮、切段。锅内烧水，水开后放入猪排骨块，去除血水，再将猪排骨块捞出并洗净。将姜片、大料、花椒、猪排骨块、黄豆一起放入煲内，加入适量清水，用大火烧开后，改用小火炖2小时，放入山药段，用小火炖至山药软烂，加盐、鸡精调味即成。

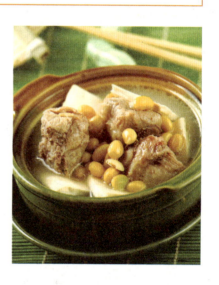

用法　佐餐食用。

功效　山药含有多种人体必需的营养物质，具有益气、健脾、养阴的功效。此汤既营养又美味，是气虚体质的女性进行保养的上佳汤品。

食疗方　桂圆饮

材料　桂圆肉10克。

调料　白糖适量。

做法　将桂圆肉放入锅中，加入白开水，用大火煮沸后改用小火炖30分钟，加入白糖调匀即可。

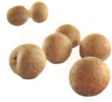

桂圆

用 法	每日1剂。
功 效	益气养血，滋阴补虚。

食疗方 葡萄饮

材 料	葡萄250克。
调 料	白糖少许。
做 法	将葡萄洗净、捣碎、放入锅内，加适量水煎煮，去渣留汁，加白糖调味。
用 法	每日1剂。
功 效	补气血，除烦渴。

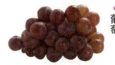

葡萄

【真实案例】

24岁的张华体型偏胖，尤其是腹部，堆积了许多脂肪。她尝试过节食减肥，但不见成效，也尝试过运动减肥，不过因为体质不好，经常感冒、生病，稍微运动，便气喘吁吁、浑身乏力。所以，张华不得不放弃了成为"瘦美人"的梦想。

一天，张华发现自己大腿根部和腹部开始出现一些细纹，这些细纹像血丝一样，虽然不是很明显，但是看起来很难看。张华担心是身体出现了大毛病，就找医师咨询。咨询结果让她很意外，原来那些细纹是气虚的表现，而且自己身体的肥胖也是由气虚所导致的。

在正常情况下，人吃下的食物经过脾胃消化转化为气血，被输送到全身，脾胃未消化的食物则通过肺气推动被输送到大肠，再通过大肠被排出体外。人体新陈代谢正常，脏腑自然就健康。但是，气虚体质的人则不同，因为脾气、胃气、肺气不足，气虚体质的人吃下的食物难以被消化，气血传输不畅，心血不足，体内的垃圾也无法被排出体外。长此以往，形成恶性循环，体内堆积的垃圾越多，人体的负荷越重，身体越容易肥胖。同时，脏腑功能也可能因气机不顺而变弱，在这种情况下，人就容易生病。

有了医师的诊断，张华知道了自己的"病症"所在，于是对症下药，尝试用中医的食疗方调理身体。在坚持了大半年后，她感到身体逐渐好转，生病的次数少了，体重也开始下降。

熬夜『伤不起』，多吃南瓜，补血又排毒

大多数女性在20岁之前对『熬夜之伤』感受不深，其身体还能很快缓冲熬夜带来的『副作用』。但是在20岁之后，随着年龄的增长，女性就能明显体会到熬夜带来的痛苦了，如精神不振、浑身酸痛、痘痘疯长、皮肤粗糙、黑眼圈等。这些还只是表面的症状，熬夜所带来的深层次的伤害则是耗损心血。经常熬夜的女性出现月经不调的概率是规律作息者的2倍，而且其出现痛经、情绪波动的情况会更多。这种紊乱还会进一步导致内分泌失调。

 熬夜所导致的主要症状

1 背部酸痛

2 心绪不宁

3 眼睛酸痛

4 精神恍惚

5 皮肤粗糙、无光泽

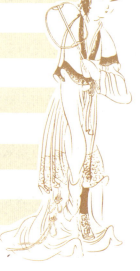

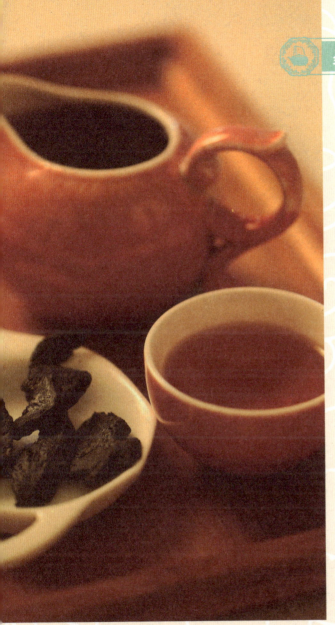

药茶方 熟地黄茶

材料 熟地黄20克。

做法 将熟地黄放入锅中，加水煎煮10分钟左右，去渣留汁。

用法 每日1~2剂，代茶饮用。

功效 补血滋阴。

说明 熟地黄能养阴益精，是养血补虚之良药，可用于辅助治疗晕眩、心悸、失眠等。熟地黄对女性的身体很有益处，能缓解月经不调、腹冷疼痛。此茶可补血滋阴，适合长期熬夜、阴血不足者饮用。

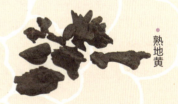

熟地黄

温馨提示

　　市场上有将生地黄与熟地黄混淆出售的情况。生地黄、熟地黄虽同出一物，但功效各异：生地黄未经炮制加工，为滋阴凉血之要药；熟地黄是生地黄的炮制加工品，可养血滋阴，为补血之要药。因此，我们在应用时必须辨证论治，勿将二者混为一谈，尤其是在购买时一定要辨别清楚。

食疗方 **南瓜蒸蜂蜜**

材 料	南瓜100克。
调 料	蜂蜜、冰糖各适量。
做 法	先将南瓜、蜂蜜和冰糖放入碗内,再把碗放入蒸锅中,蒸至南瓜熟烂。
用 法	每日2剂,早、晚各1次,连服7日(宜现做现吃)。
功 效	疏通肺气,补血安气。

 食疗方 **南瓜百合粥**

材 料 大米、百合各100克,南瓜150克,枸杞子数粒。

调 料 盐、味精各少许。

做 法 将大米淘洗干净,放入清水中浸泡30分钟;将南瓜去皮、去子,洗净,切块;将百合去皮、洗净、切瓣,氽烫透,捞出,沥干水分,备用。先将大米下入锅中,加适量水,用大火烧沸;再放入南瓜块,用小火煮约30分钟;最后加入百合瓣、枸杞子及调料,煮至汤汁黏稠即可。

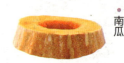
南瓜

用 法 佐餐食用。

功 效 南瓜具有降糖止渴、补血补气的功效,对脾胃虚弱、气短倦怠有很好的改善作用。百合具有润肺止咳、清脾除湿、补中益气、清心安神的功效。

说 明 南瓜含有铁、钴、锌等微量元素,具有明显的补血作用,所以非常适合女性食用。同时,南瓜子、南瓜蒂也有保健作用,可以说南瓜全身都是宝。

 食疗方 **南瓜绿豆汤**

材 料	南瓜300克,绿豆200克,薏米50克,山药30克。
调 料	盐适量。

做 法 将南瓜洗净、切小块;将山药洗净、切薄片;将绿豆、薏米分别洗干净。锅内放入适量水和洗干净的绿豆、薏米,用大火烧开,撇去浮沫。加入南

瓜块、山药片，再次烧开后改用小火慢炖至南瓜、山药成糊，绿豆酥烂，加适量盐调味即可。

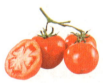
绿豆

用法 佐餐食用。

功效 绿豆有清热解毒、利水消肿、消暑止渴的功效，可用于缓解热烦渴、小便不利等症状。南瓜味甘，性温，有补脾、暖胃的功效。女性在熬夜后饮用此汤可防止上火、滋补身体。

食疗方 南瓜炒虾仁

材料 虾仁250克，南瓜100克，青豌豆50克，西红柿1个，鸡蛋1个（取蛋清），葱1根。

调料 胡椒粉1汤匙，水淀粉1小碗，鸡精、盐、白糖各适量。

西红柿

做法 将南瓜切丁，放入沸水中氽烫一下，捞出沥干；将青豌豆氽熟后沥干；将虾仁洗净、沥干，加蛋清抓匀；将西红柿洗净、去皮、切丁；将葱切成碎末；将盐、胡椒粉、鸡精、白糖与水淀粉调成料汁。将油锅烧热，放入虾仁，拿筷子轻轻滑散，将炒好的虾仁倒入漏勺沥油。锅内留油，放入葱末炒香，再放入南瓜丁、西红柿丁、青豌豆、虾仁翻炒，烹入调好的料汁，炒匀即可。

用法 佐餐食用。

功效 补中益气，强身健体。

食疗方 南瓜大米粥

材料 大米、山楂、赤小豆各适量，南瓜片100克。

调料 冰糖少许。

做法 将大米淘洗干净；将山楂洗净；将赤小豆用清水浸泡一夜，淘洗干净。将大米、山楂、赤小豆放入锅内，加适量水，将锅置于大火上，烧沸煮粥，待粥将熟时放入南瓜片、冰糖，再用小火煮20分钟即成。

用法 佐餐食用。

功效 此粥具有健脾、开胃、促进消化的功效，有助于身体排毒。

手脚冰冷，用八珍汤

中医认为，手脚冰冷多属于气血不足的症状，是气虚、血虚造成的血液运行不畅、血液量不足的表现。人一旦处于温暖的环境中，手脚冰冷的症状就可以得到缓解。另外，在身体疲劳的时候，人也会感到手脚冰冷。一般来说，女性在压力过大、衣物不够保暖、长时间待在有冷气的房间里的时候比较容易出现手脚冰冷的症状。因此，女性一定要注意保暖。

 手脚冰冷的伴随症状

1 手脚刺痛

2 手指及脚趾冰冷

3 四肢麻木

4 面色苍白

5 失眠多梦

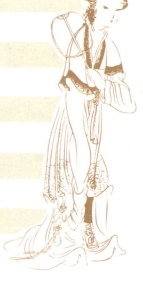

本草方　八珍汤

材料　熟地黄、川芎、人参、当归、白术、白芍、茯苓各9克，炙甘草5克，红枣5颗，生姜3片。

做法　将所有材料放入砂锅中，加适量水煎煮30分钟左右，去渣留汁。

用法　每日1剂，早、晚分服。

功效　补血养气，调理气血，暖身。

说明　八珍汤取自《瑞竹堂经验方》，是一味气血双补的良方。方中的人参是补气药，能大补元气，加强造血系统的功能。熟地黄是补血良药，有补血养阴、补精益髓的功效。白术能益气健脾，《本草通玄》曰："补脾胃之药，更无出其右者。"茯苓是利水消肿之要药，能健脾、安心。白芍养血敛阴，与熟地黄、当归同功。川芎是"血中气药"，能行气通滞、带血上行，为此方的佐药。炙甘草可调和诸药材，"随血药入血，无往不可"。当归具有补血调经、活血止痛的功效。

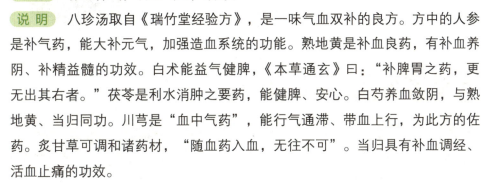
川芎

【真实案例】

　　小赵的妻子常年手脚冰冷，即使在炎热的夏天，其双脚依然冰冷，别人穿短衣、短裤还觉得不解热，而她却要穿长衣、长裤。到了冬季，她更是把自己裹得严严实实，在睡觉时也得让小赵暖着双脚才觉得暖和。

　　后来小赵碰上了多年未见的一位同学，这位同学已经成为一名中医师，小赵就将妻子的情况跟这位同学说了说，这位同学初步判定小赵妻子的症状是气血两虚导致的手脚冰冷。一般按照中医的经络理论，人的阳明经多气多血，而胃经归阳明经，下眼睑走胃经，所以可以通过观察下眼睑的状况来判断气血是否充足。若下眼睑布满红色的细血丝，则说明身体存在气血两虚的状况；若下眼睑布满淡红的血丝，则说明身体不存在气血两虚的状况。

　　小赵妻子的身体的确存在气血不足的状况，进而导致手脚冰冷。这种状况如果长期得不到改善，对女性而言是非常危险的，严重的可能会导致女性月经失调，甚至不孕。

于是，小赵的这位同学向小赵推荐了一个补气血的药方——八珍汤。小赵坚持给妻子用药1个月左右，效果非常明显，妻子的手脚较过去热乎多了，整个人也看起来红润了许多。

药茶方　枸杞茶

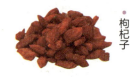
枸杞子

材料	枸杞子30克。
做法	将枸杞子放入保温杯中，用沸水冲泡。
用法	代茶饮用。每日1剂，连服2~4个月。
功效	滋补肝肾，调理气血。

食疗方　滋补牛尾汤

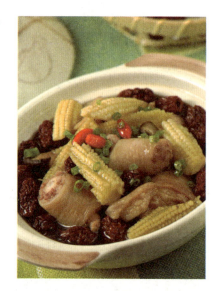

材料　牛尾300克，红枣40克，香菇片30克，玉米笋、葱花各适量。

调料　盐2汤匙，料酒半汤匙，味精、胡椒粉各少许。

做法　将牛尾洗净、切段，放入加有料酒的沸水中汆烫，捞出冲净；将玉米笋洗净、切斜段。将汆烫后的牛尾段放入高压锅中，加入2 000毫升水煮40分钟，打开锅盖，放入红枣、香菇片、玉米笋段，一同煮15分钟，加入盐、味精、胡椒粉调味，撒葱花即可。

用法　佐餐食用。

功效　可补血益肾，改善手脚冰冷的伴随症状。

食疗方　白萝卜羊肉煲

材料　白萝卜1个，羊肉200克，猪脊骨150克，猪瘦肉100克，葱花、老姜、枸杞子各适量。

调 料 鸡精少许，盐适量。

做 法 将猪脊骨斩块，将猪瘦肉、羊肉切块，放入沸水中汆烫，捞出冲净；将白萝卜去皮、洗净、切块。砂锅中加适量水，用大火烧沸后，放入所有材料煲3小时，加调料即可。

白萝卜

用 法 佐餐食用。

功 效 可有效改善手脚冰冷的症状。

食疗方 红枣粥

材 料 红枣10~15颗，大米100克。

做 法 将红枣和大米一同放入锅中，加适量水，用大火烧开，再用小火煮成粥即可。

红枣

用 法 佐餐食用。

功 效 本方可补气血、健脾胃，对于胃虚食少、脾虚便溏、气血不足，以及血小板减少、营养不良有较好的改善作用。

足浴方 老姜足浴方

材 料 老姜200克，水2升，精油8滴。

做 法 将老姜和水放入不锈钢锅中，煮至水沸腾后熄火，焖泡10分钟，取出老姜后往锅中滴入精油，将滴入精油的水倒至泡脚盆中。

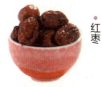

用 法 每日入睡前浸泡双脚15分钟。

功 效 可促进足部的血液循环，温暖足部及全身。

老姜

温 馨 提 示

大多数女性在冬季容易出现脚凉的现象，可以用以下偏方：取延胡索、姜黄、虎杖、巴戟天各15克，制附片、木瓜各10克，花椒、生草各6克，加适量水煎成汤液，晾至温度适当时泡脚20~30分钟。长期坚持效果会更好。

养好脾胃才有好气色

人的脾胃是机体造血的重要器官，宋代名医李东垣曾说：「内伤脾胃，百病由生。」脾胃不好，人的消化吸收能力就会降低，所吃食物的营养就很难转化成气血，气色自然就不好了。尤其是女性，在生理期血流量加大，如果长期脾胃虚弱、供血不足，会给身体造成很大的伤害，久而久之，面容也会看起来更加憔悴。因此，养好脾胃十分关键。

脾胃虚弱的主要症状

1 经常消化不良

2 睡眠质量低

3 食欲不振

4 面容憔悴

5 头晕

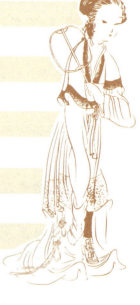

药茶方 **补脾养阴茶**

材料 红枣10颗，乌梅8颗，优质红茶少许。

做法 将红茶用沸水冲泡后去渣留汤，将红枣和乌梅冲洗干净，放入茶汤中浸泡10分钟即可饮用。

用法 代茶饮用。

功效 乌梅具有止咳、止泻、止渴的功效，可用于缓解肺虚久咳、腹泻等症状。红枣能补脾益气，可用于缓解疲倦乏力、消瘦气虚、阴虚烦躁等症状。

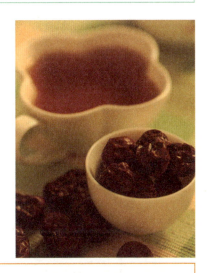

食疗方 **茯苓粥**

材料 茯苓30克，大米60克。

调料 红糖适量。

做法 将茯苓研成细末；将大米淘净、放入锅内，加适量水煮粥；待粥煮至浓稠时，放入茯苓末拌匀，稍煮片刻，加入红糖调味。

用法 佐餐食用。

功效 健脾益胃，利水渗湿，宁心安神。可用于缓解食欲不振、腹胀便溏、小便不利等症状。

食疗方 **参枣汤**

材料 人参6克，红枣10颗。

做法 将人参和红枣用水煎汤。

用法 喝汤，每日1剂，分3次服用。

功效 益气健脾，养血安神。可用于缓解脾虚血亏所致的神疲乏力、食欲不振、面色苍白、失眠多梦等症状。

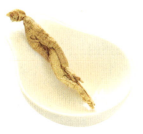

人参

食疗方　芡实猪肚汤

材料　猪肚1个，芡实、莲子各25克，红枣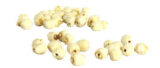
10颗。

莲子

做法　将猪肚洗净，放入沸水中汆烫，捞
出；将芡实洗净；将红枣去核、洗净；将莲子去心，用水浸泡1小时，捞出。
将所有材料一起放入猪肚内，将猪肚放入锅中，加适量水用大火煮沸，再用小
火煲2小时即可食用。

用法　佐餐食用。

功效　健脾胃，补虚损。

说明　中医认为，脾胃是人的后天之本、气血生化之源。《黄帝内经》记
载："脾胃者，仓廪之官，五味出焉。"胃和脾组成一个整体系统，在这个整
体系统中，胃和脾各司其职：胃负责对人从外界获得的食物进行消化；脾负责
把食物中的营养物质输送到全身各处，这样身体才会获得足够的营养。

食疗方　腊八粥

材料　高粱米、大黄米、黑米、赤小豆、红枣、花生、栗子、莲子各适量。

调料　蜂蜜少许。

做法　将所有材料洗净、备用。锅内加入适量水，将所有材料放入锅中，用
小火熬煮3~5小时即可。食用时可放入少许蜂蜜调味，口感会更加润滑、甜美。

用法　佐餐食用。

功效　腊八粥既含有谷类的淀粉、膳食纤维等营养成分，又含有果类的维生
素，是一道很好的调理脾胃的粥膳。

说明　《黄帝内经》云："五谷为养，五果为助，五畜为益，五菜为充。"
意思是说，饮食只有做到粗细、荤素、粮菜的合理搭配，才能保证人体的健康
和精力充沛，其中五谷是最养人的。现代观点认为，五谷泛指各种杂粮，其
中最常用的是稻米。其他可用于食疗的杂粮包括小米、黑米、薏米、玉米、黄
米、高粱、大麦、小麦、燕麦、荞麦、黑豆、黄豆、赤小豆、绿豆等。五谷
是脾胃最忠实的守护者，用五谷熬的粥，不仅容易消化，还滋养胃气、调理
脾胃。

食疗方 ## 莲子红枣银耳粥

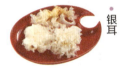

银耳

材料 米饭1碗，银耳25克，红枣5颗，莲子、枸杞子各适量。

调料 冰糖适量。

做法 将银耳用温水泡发至软，择洗干净；将红枣洗净、泡软、去核；将莲子和枸杞子分别洗净、泡软、备用。将米饭放入沸水锅中搅匀，倒入银耳、红枣、莲子、枸杞子煮至粥黏稠，加入冰糖，煮至其溶化即可。

用法 佐餐食用。

功效 银耳又称白木耳、雪耳，富含维生素D和硒，且含有丰富的胶质，历来是滋补良药，具有开胃健脾、滋阴润燥的功效。

 足浴方 ## 柴胡白芍茯苓方

材料 柴胡、当归、白芍各12克，茯苓15克，白术10克，甘草5克。

做法 将所有材料放入锅中，加3 000毫升水，煮25分钟，去渣留汁。

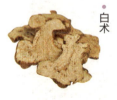

白术

用法 睡前用煮的药汁进行足浴，每日1次，每次30分钟。

功效 可缓解因消化不良而引起的胃痛、呕吐等。

温馨提示

①黄色食物能补脾。五行中黄色代表土，因此，在摄入黄色食物后，其营养物质主要集中在中医所说的中土（脾胃）区域。常见的黄色食物有南瓜、黄豆、土豆、玉米等。

②脾胃最怕生冷饮食，水果中的西瓜、香蕉性寒，伤脾最重，人在食用后易腹胀、不思饮食，重则便稀、泄泻。此外，矿泉水、纯净水、碳酸饮料均属于生水，容易伤脾。

③饮食应有规律，三餐定时、定量，不暴饮暴食。以素食为主，荤素搭配。要常吃蔬菜和水果，以满足机体的需求和保持大便通畅。少吃有刺激性和难以消化的食物，如酸辣、油炸、干硬和黏性大的食物。

内火大易憔悴，静心养性调气血

女性通常比较感性，当遇到一些不顺心的事情时，容易生气、焦虑、发火，随之而来的又有吃不下饭、胸闷头痛、失眠多梦等症状，进而引发肝火旺盛、心律不齐、消化不良等症状，甚至引起高血压、神经官能症等疾病。这些与心理因素密切相关的不适症状直接影响女性的气色。如果内火长期淤积体内，那么再美的女性也会变得面容憔悴，所以女性一定要懂得调理内火、调节情绪、调养心性，避免损气伤身。

内火旺盛的主要症状

- **1** 急躁易怒
- **2** 焦虑
- **3** 失眠
- **4** 食欲不振
- **5** 精神不集中

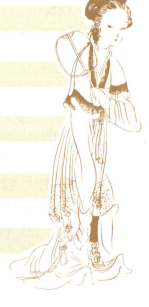

药茶方 茉莉薰衣草茶

材 料 茉莉花3~5朵，薰衣草1小匙。

调 料 蜂蜜适量。

做 法 将茉莉花和薰衣草放入茶杯中，冲入沸水，加盖泡1~2分钟后调入适量蜂蜜即可。

用 法 代茶饮用。

功 效 薰衣草可预防神经衰弱，缓解焦虑、紧张、恐惧等情绪，能帮助身体放松，促进身心平衡；茉莉花能放松神经，舒缓心绪。此茶芳香弥漫，有养心安神、疏肝解郁、补气养血的作用，适用于忧郁型的神经官能症，可改善不良睡眠。

 药茶方 养肝舒缓茶

材 料 玫瑰花3~5克，当归30克。

做 法 将所有材料一同放入沸水中，煎煮15分钟左右，去渣留汁。或者直接用沸水冲泡。

用 法 每日1剂，代茶饮用。

功 效 玫瑰花具有行气活血、疏肝解郁的功效，不仅能缓解月经不调带来的症状，还能养颜美容、安神助眠；当归能补血养肝。此茶具有消除疲惫、补血活血、补肾固元、疏肝解郁、养肝明目的功效，尤其适合女性饮用。

 药茶方 玫瑰花佛手茶

材 料 玫瑰花6克，佛手10克。

做 法 将玫瑰花、佛手放入杯中，冲入沸水，加盖泡10分钟，去渣留汁。

用 法 代茶饮用。

功 效 理气解郁，调和肝胃。

说 明 人有多种体质，其中气郁质是典型的易怒、易焦虑类型，是指以神情抑郁、忧虑脆弱等表现为主要特征的体质状态。气郁质的人常表现为神情抑郁、忧虑脆弱、烦闷不乐、舌淡红、苔薄白、脉弦，以女性居多。这种类型的女性比较明显的特征是形体消瘦或偏胖，面色萎黄，平素性情急躁、易怒，容易激动或忧郁寡欢，胸闷不舒，经常叹气。所以，气郁质的女性首要的任务就是疏肝理气。人只要放宽心、放松心情，气就顺了，内火就消除了，心情就愉悦了。这样一来，整个人就容光焕发了。

食疗方　橘皮粥

材料　橘皮10克，大米100克。

做法　将橘皮加水煎煮，去渣留汁；将大米洗净、放入锅内，倒入橘皮汁，加入适量水，煮沸后改用小火煮成粥即可。

用法　佐餐食用。

功效　顺气健胃，化痰止咳。适用于脾胃气滞、食欲不振、消化不良等症，心烦气躁者在吃不下饭时可用此方改善食欲。

食疗方　莲子心汤

材料　黄花菜15克，莲子心3克。

调料　冰糖适量。

做法　将莲子心、黄花菜一同放入锅中，加适量水，用大火煮沸，再用小火煮30分钟，加入冰糖，待冰糖溶化即可。

用法　每日1剂，连服5~7日。

功效　清心热，除烦躁。

食疗方　梅花粥

材料　白梅花5克，大米100克。

做法　将大米洗净后放入锅中，加适量水煮粥，待粥将成时加入白梅花，再煮2~3沸即成。

用法　佐餐食用。

功效　疏肝理气，健脾开胃。

心是气血之头，养心神也能养气血

清代喻嘉言的《医门法律》中记载：

『色者，神之旗也，神旺则色旺，神衰则色衰，神藏则色藏，神露则色露。』人的气色是人的神气之旗帜，中医上的色诊其实体现的也是这个道理。心脏是人体最为重要的一个器官，心主神志、血脉，心功能强劲的外化表现就是面色红润、皮肤光滑。内心平和、心态自然的女性往往会更有魅力。所以，女性应该注意保养心脏、养心怡神，这样才能让气色更加自然、健康。

出现以下症状就该养心了

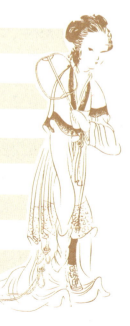

1 皮肤暗沉

2 心律不齐

3 易怒

4 心绪不宁

5 气血不足

本草方 **静心怡神汤**

材 料	桂圆肉、川丹参各15克。
做 法	将桂圆肉、川丹参放入锅中，加2碗水，煎煮至半碗水，去渣留汁。
用 法	睡前30分钟服用，两日1剂。
功 效	镇静安神，适合心血虚衰的女性服用。

 药茶方 **丹参茶**

材 料	丹参15克。
做 法	将丹参切成薄片，用沸水冲泡。
用 法	代茶饮用。
功 效	活血养血，养心安神。可以改善面部微循环，使面部的毛细血管得以充养。

药茶方 **甘草莲子心茶**

材 料	莲子心、甘草各3克。
做 法	将莲子心、甘草放入水杯中，冲入沸水，加盖泡5~10分钟。
用 法	每日1~2剂，代茶饮用。
功 效	清心泻火，解毒安神。

药茶方 **红花山楂茶**

材 料	红花、山楂各5克。
做 法	将红花、山楂放入水杯中，冲入沸水，加盖泡5~10分钟即可。
用 法	每日1~2剂，代茶饮用。
功 效	活血化瘀，疏通心脉。
说 明	红花是活血化瘀的中药材，具有活血通经、祛瘀止痛的功效；山楂是

消食良药。此茶适合胸前闷痛时作时止，面暗无化，舌暗红、有瘀点的心脏病患者饮用。

药茶方 红枣黄芪茶

材料 黄芪5克，红枣10克，枸杞子3克，菊花3~5朵。

做法 将所有材料加大20倍剂量，研成粉末。每日取100~150克，用纱布包好，放入保温瓶中，用沸水冲泡30分钟即可。

用法 代茶饮用。

功效 补气养血。

食疗方 白醋鸡蛋

材料 陈白醋1.5毫升，鸡蛋1个。

调料 蜂蜜适量。

做法 将打散的鸡蛋和陈白醋放入碗里，将碗放在笼屉上蒸熟鸡蛋，加少量蜂蜜调味。

用法 每日晨起食用1碗蒸蛋，连服半个月以上。

功效 养心安神。

食疗方 玫瑰枣仁蒸猪心

材料 猪心1个，酸枣仁20克，玫瑰花10克。

做法 将猪心去脂膜、洗净；将酸枣仁略炒，与玫瑰花一同研成末，灌入猪心中；将装有酸枣仁末和玫瑰花末的猪心放入碗中，隔水蒸或上笼屉蒸至熟透。

用法 去除猪心内的酸枣仁末和玫瑰花末，将猪心切片，拌调料食用。

功效 养心宁神。适用于心血不足所致的心悸怔忡、失眠健忘等症。

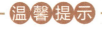

温 馨 提 示

　　女性一般比男性更加感性，容易情绪化，这对身体的影响比较大。女性如果无法妥善地将负面情绪发泄出来，而是埋在心里，时间长了就容易患上严重的心理疾病，如抑郁症、焦虑症等，进而影响容颜和气色。所以，女性在保养气血时一定要保持平和的心态，心情愉悦、乐观开朗，善于控制情绪，这样才能使心神不散、精力充沛。

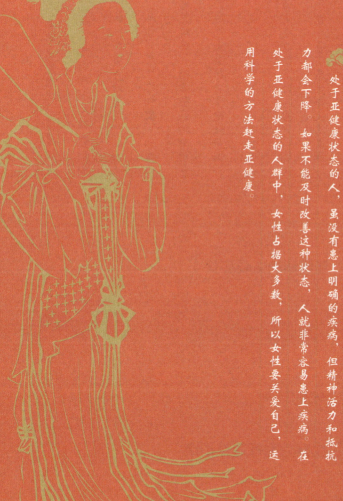

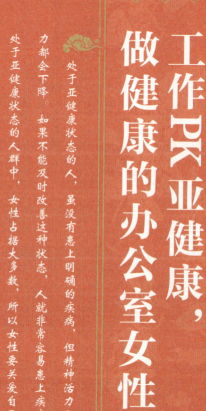

第三章

工作PK亚健康，做健康的办公室女性

处于亚健康状态的人，虽没有患上明确的疾病，但精神活力和抵抗力都会下降。如果不能及时改善这种状态，人就非常容易患上疾病。在处于亚健康状态的人群中，女性占据大多数，所以女性要关爱自己，运用科学的方法赶走亚健康。

职场健康守则——增强免疫力

免疫力低下是亚健康的表现。免疫力是人体自身的防御机制，可以帮助人体识别和消灭外来的任何异物（病毒、细菌等），具有处理衰老、损伤、死亡、变性的细胞，以及识别和处理体内的突变细胞、病毒感染细胞的能力。人体免疫力的高低大多取决于遗传基因，但是饮食、睡眠、运动、压力等对其也有很大的影响。当人体的免疫力低下时，感冒、扁桃体炎、哮喘、支气管炎等疾病就会反复发作，给我们的健康带来极大困扰。

 亚健康的主要症状

1 身体虚弱

2 经常生病

3 生病后治疗效果不佳

4 疾病较难痊愈

5 精神状态不佳

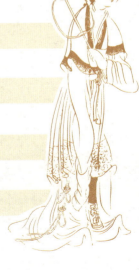

本草方 肉苁蓉煎

材 料　肉苁蓉20克。

做 法　将肉苁蓉加水煎煮，去渣留汁。

用 法　每日1剂，早、晚分服。

功 效　调节免疫力，增强体力，抗衰老。

药酒方 枸杞酒

材 料　枸杞子250克，低度白酒250毫升。

做 法　将枸杞子浸泡在低度白酒中1个月。

用 法　每日2次，每次20毫升。

功 效　调节免疫力，对疲劳状态有显著的改善作用。

药茶方 芍药花茶

材 料　干芍药花瓣1茶匙。

调 料　蜂蜜或红糖适量。

做 法　将干芍药花瓣用沸水冲泡，加盖泡约10分钟即可。可依个人口味调入适量的蜂蜜或红糖。

用 法　每日1剂，代茶饮用。

功 效　养血柔肝，祛斑养颜，促进细胞的新陈代谢，提高机体的免疫力，延缓皮肤衰老。

药茶方 西洋参茶

材 料　西洋参适量。

做 法　将西洋参洗净、切片。每次取3~6克，置于保温杯中，用沸水冲泡，加盖泡15分钟即可。

用 法　代茶饮用。

功 效　益气滋阴，增强免疫力。常熬夜的人喝西洋参茶能清热降火。

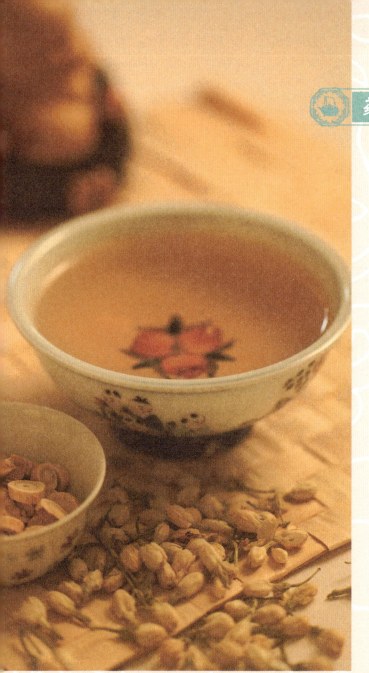

药茶方　芪茉茶

材料　黄芪10克，茉莉花5克。

做法　将黄芪、茉莉花用沸水冲泡，加盖泡20分钟左右。

用法　每日1~2剂，代茶饮用。

功效　减少电脑辐射对人体的循环、免疫、生殖和代谢功能的影响，减少电磁波辐射对身体的伤害。

说明　茉莉花除了具有疏肝明目、排毒养颜的功效，还具有松弛神经的功效，可缓解紧张情绪。另外，用茉莉花茶漱口，可以去油腻、坚固牙齿、防止口臭。因此，茉莉花茶非常适合处于亚健康状态的"上班族"饮用。

温馨提示

在选购茉莉花茶时，应先看外观。特级茉莉花茶所用原料嫩度好，为一芽一叶、一芽二叶，或嫩芽多，芽毫显露属于特级；一级茉莉花茶所用原料嫩度较好，条形细紧，芽毫稍显露；二级、三级茉莉花茶所用原料嫩度稍差，基本无芽毫；四级、五级茉莉花茶属于低档茶，原料嫩度较差，条形松大，常带茎梗。

食疗方 银耳冰糖粥

材 料　银耳10克，大米100克。

调 料　冰糖适量。

做 法　将银耳泡发、大米洗净，与冰糖一同放入锅内，加2 000毫升水，先用大火煮沸，再用小火熬1小时左右即可。

用 法　每日2次，每次1碗。

功 效　滋阴润肺，养血强身，增强机体的免疫力。

食疗方 山药薏米粥

材 料　山药100克，薏米100克。

做 法　将山药去皮、洗净、切成小块，与薏米一起放入锅中，加入适量水，用小火煮成粥。

用 法　每日2次，每次1小碗。

功 效　滋阴健脾，补虚理嗽，增强免疫力。适用于慢性支气管炎、肺气肿、肺心病、肺结核等。

食疗方 猪肝汤

材 料　猪肝250克，西红柿150克，蘑菇40克，虾仁25克，鸡蛋1个，葱段、姜汁各适量。

调 料　黄酒、胡椒粉、盐各适量。

做 法　将猪肝洗净、切丁；将鸡蛋打散；将西红柿洗净、切丁。将猪肝丁与黄酒、姜汁、蛋液、盐、胡椒粉搅

猪肝

拌成浆，然后放入锅中，用大火蒸10~15分钟至其结膏，盛出备用。另起锅，先放入虾仁、黄酒和适量水煮5分钟，再放入蘑菇、西红柿丁和猪肝膏煮沸，最后加盐调味即可。

用 法　佐餐食用。

功 效　提高机体的免疫力，尤其适合女性食用。

摆脱偏头痛，工作更轻松

偏头痛是反复发作的一种搏动性头痛，主要是由头部的血管扩张刺激到周围的神经引起的。人在偏头痛发作前会感到视物模糊、肢体麻木，同时伴有神经、精神功能障碍，之后出现一侧头部一跳一跳的疼痛，并逐渐加剧，直到出现恶心、呕吐等症状后，感觉才会有所好转，在安静的环境中休息后偏头痛会有所缓解。当我们患上偏头痛时，要及时进行调理，以免影响工作和生活。

 偏头痛的主要症状

1 头痛发作前视物模糊

2 头痛发作前肢体麻木

3 恶心

4 呕吐

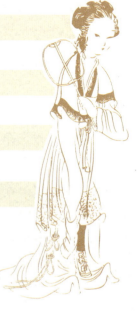

本草方 葛根方

材料 葛根20克。

做法 将葛根放入适量水中煎煮，去渣留汁。

用法 每日1剂，早、晚分服，连服10~15日。

功效 适用于偏头痛。

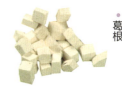
葛根

 本草方 向日葵盘饮

材料 向日葵盘（干品）60克。

做法 将向日葵盘捣烂，放入砂锅中，加水500毫升，用小火煎至150毫升，去渣留汁。

用法 每日1剂，早、晚分服。

功效 适用于偏头痛。

 本草方 黄芩方

材料 黄芩适量。

做法 将黄芩晒干后研成粉末。

用法 每次服用6克黄芩粉末，用茶或酒送服。

功效 适用于少阳头痛，症见当头痛发作时，头两侧连耳根、发际一起疼痛等。

 药茶方 谷精绿茶

材料 绿茶1克，谷精草5~15克。

做法 将绿茶、谷精草用沸水冲泡，加盖泡15分钟即可。

用法 每日1剂，代茶饮用。

功效 可缓解偏头痛的症状。

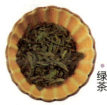
绿茶

药茶方 杭菊茶

材 料	杭菊花20克。
做 法	将杭菊花用100毫升开水冲泡。
用 法	代茶饮用。
功 效	平肝阳，清肝火，散风热。适用于偏头痛。

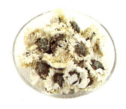

杭菊花

 药茶方 川芎白芷茶

材 料	川芎、白芷各10克，茶叶6~10克。
做 法	将川芎、白芷与茶叶一起研成细末，用沸水冲泡即可。
用 法	代茶饮用。
功 效	适用于诸风上攻、头昏眼花、偏头痛等症。

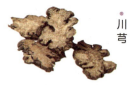

川芎

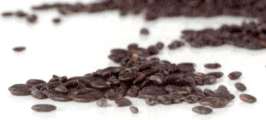

食疗方 八珍黑米粥

材 料	黑米250克，红枣、西米各25克，香米10克，白果、核桃仁、银耳、百合、桂圆肉各适量。
调 料	冰糖适量。
做 法	将黑米、西米、香米分别淘洗干净，放入水中浸泡4小时；将红枣去核、洗净；将银耳泡发、去蒂、洗净，放入沸水锅中蒸熟；将白果、核桃仁、百合、桂圆肉分别洗净，备用。锅中加入适量水，先放入黑米，用小火煮至米粒变软，再放入香米、西米、桂圆肉、冰糖、百合、白果、核桃仁和红枣，用小火煮至粥黏稠，最后放入银耳略煮即可。
用 法	佐餐食用。
功 效	可有效缓解偏头痛的症状。

解决口腔溃疡，预防蝴蝶效应

口腔溃疡，又被称为『口疮』，是口腔黏膜上出现的浅表性溃疡。溃疡从米粒至黄豆大小不等，呈圆形或椭圆形，溃疡面表现为凹面，周围充血，可由刺激性食物诱发疼痛，一般7~10日可以自愈。

口腔溃疡多见于口腔黏膜及舌的边缘，常是白色溃疡，周围有红晕，十分疼痛。本病主要因情志过激，郁而化火，心火上攻，或久病、热病导致虚火上炎而发作。

 口腔溃疡的主要症状

1 溃疡呈圆形或椭圆形

2 溃疡面为凹面，周围充血

3 溃疡形成后有烧灼痛

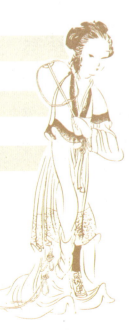

药茶方 西瓜翠衣茶

材料 西瓜皮30~45克。

做法 将西瓜皮加适量水煎煮，去渣留汁。

用法 代茶饮用。

功效 清热除烦，生津除燥，适用于复发性口腔溃疡及咽喉肿痛等症。

药茶方 老黄瓜茶

材料 老黄瓜1根。

调料 白糖适量。

做法 将老黄瓜用水洗净、切片、放入锅中，加适量水煎煮，去渣留汁。在黄瓜汁中加入白糖，搅拌均匀即可。

用法 每日1剂，代茶饮用。

功效 清热解毒，利尿消肿，主要适用于实火型口腔溃疡。

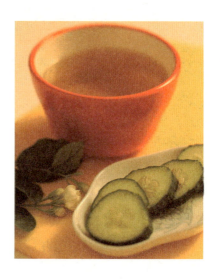

食疗方 红茶粥

材料 红茶包1个，大米1杯。

做法 将大米淘洗干净、放入锅中，加适量水，用大火煮开，后用小火慢煮至米粒熟软。将红茶包放入锅中稍煮片刻，将红茶包取出即可。

用法 佐餐食用。

功效 适用于过度疲劳、精神不振等引发的口腔溃疡。

食疗方 白菜牛百叶汤

材料 白菜段300克，牛百叶150克，生姜6片。

调料 香油、盐各适量。

做法 将牛百叶用水浸透、冲洗干净，切片；将生姜、白菜段洗净。锅中加油烧热，爆香姜片，下牛百叶片，用大火快炒2分钟，盛出。煲内加适量水，加入牛百叶片，用大火煮15分钟后，加入白菜段，用小火煮1小时，加入香油、盐调味即成。

用法 佐餐食用。

功效 适用于口腔溃疡。

食疗方 圆白菜虾仁粥

材料 圆白菜250克，大米100克，虾仁少许，姜丝适量。

调料 盐、味精各少许。

做法 将圆白菜去根，择去老皮，冲洗干净，切成细丝；将大米淘洗干净。油锅烧热，下姜丝、圆白菜丝、虾仁煸炒，加入味精、盐，颠翻几下，起锅。将锅清洗干净，放入适量水，下大米，先用大火煮沸，再用小火煮至粥成，最后加入炒过的圆白菜丝、虾仁等，搅匀即成。

用法 佐餐食用。

功效 适用于口腔溃疡。

圆白菜

外用方 生白矾方

材料 生白矾适量。

做法 将生白矾研成细末。

用法 将生白矾末敷在患处，每日1~2次。

功效 适用于口腔溃疡。

温馨提示

①口腔溃疡患者大多缺乏B族维生素，服用维生素B_2、维生素B_6等B族维生素对于辅助治疗口腔溃疡是比较有效的。

②口腔溃疡面愈合一般需要7~10日，其间口腔溃疡患者可以吃一些清淡、松软、流质的食物，不要吃辣椒等刺激性食物。

久坐也生病，办公室白领肩颈痛

肩颈痛主要发生在肩关节周围，在众多引发肩颈痛的疾病中，肩关节周围炎（简称肩周炎）较为典型。肩周炎是以肩关节疼痛和活动不便为主要症状的常见病症。本病的症状主要为早期肩关节出现阵发性疼痛，常由天气变化及劳累诱发，之后逐渐发展为持续性疼痛，昼轻夜重，肩关节向各个方向的主动和被动活动均受限，使患者夜不能寐，不能向患侧侧卧。加强肩关节肌肉的锻炼，可以预防和延缓肩周炎的发生和发展。因此，对办公室的白领来说，加强身体锻炼，可有效避免患肩周炎。

肩周炎的主要症状

1 上肢抬高、旋转、前后摆动受限

2 胳膊一动就痛，不动不痛或稍痛

3 肩颈遇冷、遇风有沉重、隐痛的感觉

4 肩颈持续疼痛

5 当身体劳累时，肩颈的疼痛加剧

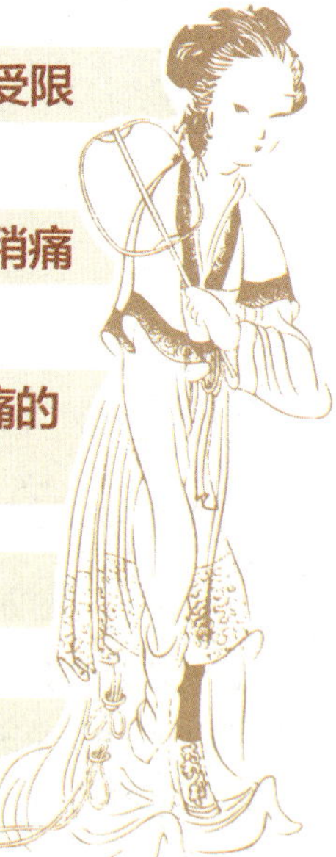

本草方　小青龙汤

材料　川桂枝5克，赤芍、白芍各12克，法半夏、生姜黄各10克，北细辛3克，生姜2克，生石膏（先煎）、生葛根、六一散各15克。

做法　将所有材料加水煎煮，去渣留汁。

用法　每日1剂，早、晚分服。

功效　对缓解肩周炎所带来的疼痛有一定的效果。

 本草方　活络止痛汤

材料　当归、白芍、黄芩、葛根各9克，桂枝、柴胡各6克，天花粉12克，生黄芪、生牡蛎（先煎）各15克。

做法　将所有材料加水煎煮，去渣留汁。

用法　每日1剂，分2次服用。

功效　适用于肩周炎。

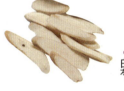

白芍

食疗方　芪归炖小鸡

材料　黄芪30克，当归20克，童子鸡1只，生姜适量。

调料　盐适量。

做法　先将童子鸡宰杀，去毛及内脏后清洗干净，再将黄芪、当归、生姜洗净后塞入鸡腹中，然后将鸡放入砂锅内，加适量水、盐，用大火烧沸，再用小火慢炖2小时即可。

用法　吃鸡肉，喝汤，3日1剂。

功效　活血化瘀，对缓解肩周炎所带来的疼痛有一定的疗效。

当归

食疗方　当归玉米粥

材料　当归10克，红枣20颗，玉米50克，大米100克。

调料　红糖适量。

做法 将当归浸泡；将红枣去核；将大米洗净；将玉米剥粒；将红糖碾成碎屑。将处理好的当归、红枣、玉米、大米一同放入锅中，加适量水，先用大火烧沸，再用小火煮30分钟，加入红糖即成。

用法 佐餐食用。

功效 当归不但是调经圣品，还具有润肠、消炎等功效，对缓解肩周炎所带来的疼痛有一定的食疗功效。

食疗方　牛蒡猪排骨汤

材料 牛蒡50克，猪排骨350克，葱段、姜片各少许。

调料 料酒、清汤、盐、味精各适量。

做法 将牛蒡去皮、洗净、切段；将猪排骨斩成3厘米长的段，放入沸水中汆烫片刻，捞出洗净，放入大碗中，加入料酒、葱段、姜片，放入蒸笼中将猪排骨蒸熟。将锅置于火上，放入蒸熟的猪排骨段，加入牛蒡段、清汤，烧沸后撇去浮沫，加入盐、味精，拣去葱段、姜片即可。

用法 佐餐食用。

功效 牛蒡含有丰富的蛋白质、钙、磷等物质，对缓解肩周炎所带来的疼痛有一定的效果。

外用方　归芎二乌膏

材料 当归、川芎、红花、天麻、续断、秦艽、独活各30克，桑白皮15克，生南星、生半夏、生草乌、生川乌各15克，桐油2 500克，黄丹1 000克。

做法 将所有材料炼成药。

用法 取适量外敷患处。两日1次，10日为1个疗程。

功效 对辅助治疗肩周炎有一定的效果。

温馨提示

①当肌肉酸痛时，可用姜油、迷迭香精油来帮忙。

②在5毫升的底油里，滴入4滴姜油和4滴迷迭香精油，混匀后，抹在肌肉酸痛处，再泡热水澡，可促进血液循环，改善酸痛症状。

职场不要『林妹妹』，可苗条但不可消瘦

体内的脂肪与蛋白质减少，体重下降超过正常标准的10%即为消瘦。消瘦与肥胖一样，都是亚健康的一种表现。

引起消瘦的原因有很多，长期慢性消耗性疾病、体质和遗传因素、不良的生活习惯和饮食习惯等都可造成消瘦。

俗话说『千金难买老来瘦』，但是医学专家认为，癌症早期的症状之一就是消瘦。因此，如果我们在生活中发现自己的体重不明原因地下降，就要提高警惕了。

消瘦的主要表现

1. 可能伴有抵抗力差、抗病能力差
2. 衣服变宽松，鞋子变大
3. 皮肤松弛
4. 月经紊乱
5. 闭经

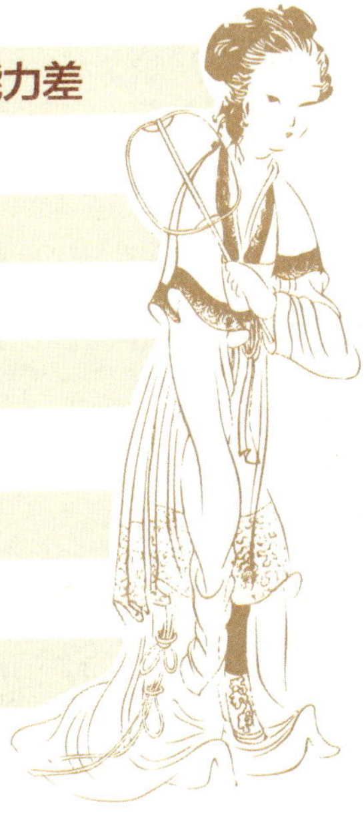

本草方 补血健体汤

材料 太子参、生黄芪、黄精、鸡血藤各15克，山药、白术、麦门冬、黄芩各10克。

做法 将所有材料加水煎煮，去渣留汁。

用法 每日1剂，早、晚分服。

功效 益气补血。适合形体消瘦、肤色无泽、精神不振者服用。

本草方 牛髓补益膏

材料 黑牛髓、地黄叶、白蜜等量。

做法 将黑牛髓、地黄叶、白蜜混合均匀，隔水蒸熟。

用法 空腹服用，每日1次，每次1勺。

功效 滋润脏腑，补益气血。适合身体消瘦者服用。

食疗方 蜂蜜酥油粥

材料 大米适量。

调料 酥油、蜂蜜各适量。

做法 将大米淘净、放入锅内，加适量水煮粥，待煮沸后加入酥油、蜂蜜，煮至粥烂熟即可食用。

用法 佐餐食用。

功效 对体弱消瘦者大有裨益。

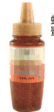
蜂蜜

食疗方 甜浆粥

材料 豆浆200毫升，大米50克。

调料 白糖适量。

做法 将豆浆与大米一同放入锅中，加适量水，煮成粥，加白糖调味即可。

用法 佐餐食用。

功 效 补虚赢，强体魄。适合体弱多病、形体消瘦者食用。

食疗方 脆皮乳鸽

材 料 乳鸽2只，切半的红绿樱桃适量。

调 料 白糖、饴糖、淀粉、白卤水、椒盐各适量。

做 法 将乳鸽宰杀、去毛、去内脏、洗净。手提鸽头，先将乳鸽放入滚沸的白卤水中浸一下，沥干水分；再将乳鸽浸入白卤水中用小火煮约15分钟，使其断生入味；然后捞出乳鸽放入盆内，用勺子将由饴糖、白糖、淀粉、白卤水混合成的糖汁淋浇在乳鸽表面2~3遍，待乳鸽表面挂匀糖汁后，将其吊在通风处晾干。将锅置于火上，加油烧至七成热，将鸽胸朝上放入漏勺内，移入油中炸，并用勺将热油反复从乳鸽刀口处浇入腹中，持续3~4分钟，当炸至皮脆、呈红色时，将乳鸽取出并沥油。将炸好的乳鸽切块，摆入盘中，放樱桃点缀即可。食时可蘸椒盐。

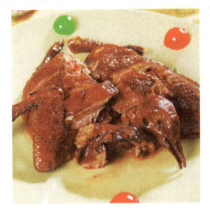

用 法 佐餐食用。

功 效 补气血，强身健体。

食疗方 酱牛肉

材 料 牛腿肉1 000克，大葱1根，鲜姜1块，桂皮1小块，香菜适量。

调 料 盐4小匙，白糖2小匙，大料、酱油、料酒各适量。

做 法 将牛腿肉切块，汆烫后取出，放在干净的锅中；将鲜姜洗净、切成片；将大葱洗净、切段、拍破，放入牛肉锅中；将料酒、盐、白糖、酱油和水加入牛肉锅中；将姜片、大料和桂皮装在干净的纱布袋中，扎住袋口，放入牛肉锅中。将锅置于大火上煮开，撇去浮沫，改用小火煮至牛肉酥烂，捞出牛肉（卤汁可以留用）晾凉，切成薄片，装盘加香菜点缀即成。

用 法 佐餐食用。

功 效 补中益气，滋养脾胃。适合脾胃功能欠佳的消瘦者食用。

当感到眩晕时，人往往站立不稳，感觉眼前的景象模糊，尤其当坐在移动的车上或者船上时，还会有恶心、呕吐的症状。中医认为，眩晕的起因主要有四个。一是外邪侵入，邪气循经脉上扰巅顶，使清窍被扰，可引起眩晕。二是脏腑功能失调：或肾精亏耗，不能生髓，髓海不足，引起眩晕；或肝阳上亢，上扰清窍，引起眩晕；或脾胃不足，气血亏虚，脑失所养，引起眩晕。三是痰湿中阻，痰湿上犯，蒙蔽清阳而发眩晕。四是瘀血内阻，清窍受扰而生眩晕。

选对食物，吃对方法，调理眩晕有疗效

 眩晕的伴随症状

1 耳聋、耳鸣、耳闷

2 复听

3 恶心、呕吐

4 出冷汗

5 面色苍白、四肢冰凉

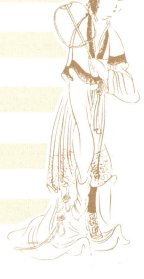

本草方 紫桑葚膏

材 料	紫桑葚5 000克。
做 法	将紫桑葚加水煎煮2次，去渣留汁，将桑葚汁浓缩成膏。
用 法	每次10克，每日服2次，用白开水冲服。
功 效	可改善年老肾亏津少、头晕目眩等症状。

药茶方 菊花茶

材 料	菊花10克。
做 法	将菊花放入水杯中，用沸水冲泡5分钟左右即可。
用 法	每日1剂，代茶饮用。
功 效	可改善眩晕、耳鸣、易怒、失眠多梦等症状。

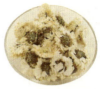
菊花

药茶方 鲜白果饮

材 料	鲜白果2个。
做 法	将鲜白果去壳衣、研烂后放入水杯中，冲入沸水，加盖泡5分钟即可。
用 法	每日1剂。
功 效	适用于眩晕等症。

食疗方 红枣粥

材 料	红枣10颗，大米100克。
调 料	白糖少许。
做 法	将红枣与大米放入锅中，加适量水煮成粥，加白糖调味即可。
用 法	佐餐食用。
功 效	适合头晕目眩者食用。

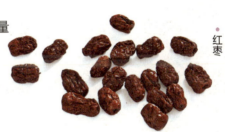
红枣

经常疲劳别小觑，注意调养防疾病

疲劳是主观上的一种疲乏感，是亚健康状态最具代表性的症状之一，主要是由于身体受到负面刺激、不良习惯、过度劳累等多种因素的影响而产生的。中医认为，疲劳主要由脾虚湿困、气血两虚所致。因此，疲劳的缓解应以健脾、除湿、补气养血为主。

疲劳也可能是某些疾病的首发症状。如果对其『不闻不问』，不加以调养，就可能导致更为严重的后果。

 疲劳的伴随症状

1 头痛、健忘、失眠

2 浑身绵软无力

3 注意力不集中

4 精神不振或精神紧张

5 睡醒后精力不能恢复

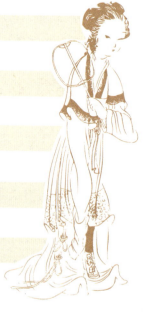

本草方 人参莲子汤

材料 人参5克，莲子10粒。

做法 将人参洗净后浸泡在水中；将莲子浸泡在水中1小时；将浸泡后的人参及莲子放入蒸碗当中，加适量水，用大火蒸约30分钟即可。

用法 每日1剂。

功效 消除疲劳。

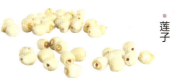
莲子

 药茶方 玫瑰花茶

材料 玫瑰花30克。

做法 将玫瑰花放入水杯中，冲入沸水，加盖泡10分钟即可。

用法 代茶饮用。

功效 促进血液循环，消除疲劳，保护肝脏和胃肠，养颜美容。

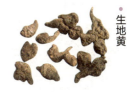
玫瑰花

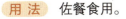 **食疗方** 饴糖鸡汤

材料 母鸡1只，生地黄30克，饴糖100克，葱段、姜片各适量。

做法 将处理好的母鸡、生地黄、饴糖一同放入锅中，加入葱段、姜片和适量水熬汤。

用法 佐餐食用。

功效 益气养阴，可缓解慢性疲劳。

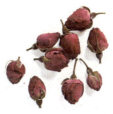
生地黄

食疗方 驴肉豆豉汤

材料 驴肉500克，豆豉适量。

调料 黄酒、盐各适量。

做法 将驴肉洗净、切块、放入锅中，加入豆豉、黄酒、盐、水，用大火烧沸后改用小火炖煮，至驴肉煮熟即可。

用法 佐餐食用。

功效 补血益气。适用于虚弱劳损、风眩、心烦等症。

食疗方　八角莲鸡肉汤

材料 八角莲10克，鸡肉250克。

做法 将八角莲与鸡肉一同放入锅中，加适量水炖汤。

用法 佐餐食用。

功效 适用于体虚劳伤等症。

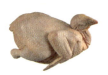

鸡肉

食疗方　双参肉膳

材料 鲜人参15克，海参150克，猪瘦肉块250克，香菇丝30克，青豌豆60克，竹笋60克。

调料 盐、味精、香油各适量。

做法 将海参泡发、切块；将竹笋切片。将以上材料与鲜人参、猪瘦肉块、香菇丝、青豌豆一同放入砂锅内，加适量水，用小火炖煮至猪瘦肉块熟烂，加入盐、味精、香油调味即可。

用法 佐餐食用，每次适量，每周2次。

功效 消除疲劳。

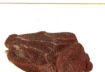

猪瘦肉

食疗方　虫草红枣炖甲鱼

材料 冬虫夏草10克，甲鱼1只，红枣20克，葱段、姜、蒜各适量。

调料 料酒、盐、鸡清汤各适量。

做法 将甲鱼宰杀、去内脏、洗净，剁成4大块，放入锅中，加适量水，煮沸捞出，割开四肢，剥去腿油洗净；将红枣用温水浸泡；将葱切段、姜切片、

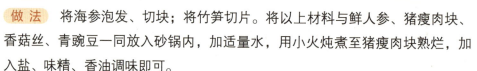

甲鱼

蒜掰成几瓣。将处理好的甲鱼块放入汤碗中，上放冬虫夏草、红枣，加料酒、盐、葱段、姜片、蒜瓣和鸡清汤，隔水炖2小时，取出，拣去葱、姜。

用法 佐餐食用。

功效 抗疲劳。

食疗方 蛤蜊火锅

材料 蛤蜊肉200克，鱼丸100克，墨鱼2条，虾仁100克，鸡汤4碗，粉丝、芹菜、冻豆腐、葱各适量。

调料 盐少许。

做法 将蛤蜊肉、虾仁洗净；将鱼丸切片；将墨鱼洗净、氽烫、切片；将粉丝用热水泡软，切成段；将芹菜洗净、切成段；将冻豆腐解冻、切成小块；将葱切小段。将以上材料的一半放入锅中，加2碗鸡汤，放少量盐，用大火烧沸5~6分钟后食用，边吃边煮。

蛤蜊肉

用法 佐餐食用。

功效 消除疲劳感。

外用方 无花果叶浴

材料 晒干的无花果叶15片左右。

做法 将无花果叶装袋。

用法 将装有无花果叶的袋子放入温热的洗澡水中，然后洗浴。

功效 有效缓解肌肉的疲劳感。

> **温馨提示**
>
> **无花果叶的功效集锦**
>
> ①辅助治疗脱肛：将鲜无花果叶用水煎煮，然后用煎煮鲜无花果叶的水洗患处。每日2次，每次10分钟。
>
> ②辅助治疗白癜风：无花果叶含有光敏性物质，在医学上被用于白癜风的治疗。
>
> ③辅助治疗小儿吐泻：将适量的鲜无花果叶放入水中煎煮，然后用煎煮鲜无花果叶的水洗患儿双足足心，每日3次。

健忘不是病，偏方让你提高记忆力

人的最佳记忆力出现在20岁前后，然后脑的机能开始渐渐衰退，在25岁前后记忆力开始下降，因此年龄越大，记忆力越差。

同时，持续的压力和紧张，过度吸烟、饮酒，缺乏维生素等都可能诱发健忘。健忘又称「喜忘」「善忘」「多忘」，是指记忆力减退、过事善忘的一种病症。中医认为，健忘主要由肾气亏虚、心肾不交、心脾两虚等因素所致。

 健忘的主要表现

1 容易忘事

2 想了前，忘了后

3 即使再三思索，也想不起来

4 做事往往有始无终

5 说话有头无尾

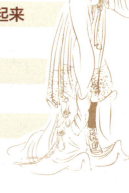

本草方 **玉竹膏**

材料 玉竹500克，冰糖250克。

做法 将玉竹加水煎煮3次，去渣留汁，将玉竹汁浓缩后加冰糖制成膏。

用法 每晚睡前服用20克，用温水化开服用。

功效 补心养阴。适用于失眠、健忘等症。

 本草方 **灵芝饮**

材料 灵芝5克。

做法 将灵芝加水煎煮，去渣留汁。

用法 每日1剂，分2~3次服完。

功效 养心安神，益气补血，滋补强身，健脑益智。适用

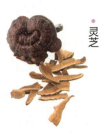

·灵芝

于心脾两虚、神经衰弱、健忘等症。

·五味子

药酒方 **五味子酒**

材料 五味子200克，白酒400毫升。

做法 将五味子择洗干净，放入白酒中浸泡，每3日搅拌1

次，浸泡15日即可。

用法 每日1次，每次10毫升。

功效 敛阴滋肾，生津安神。适用于神经官能症所致的失眠、头晕、健忘、

烦躁等。

药酒方 **桂圆酒**

材料 桂圆肉250克，白酒400毫升。

做法 将桂圆肉切碎，装入酒瓶中，加入白酒浸泡15~20日即成。

用法 每日2次，每次10~20毫升。

功效 养血安神。适用于神经衰弱、失眠、健忘、心悸等症。

药茶方 桂圆碧螺春茶

材 料 桂圆肉6克，碧螺春3克。

做 法 将桂圆肉洗干净，与碧螺春一同用沸水冲泡10分钟左右即可。

用 法 每日1剂，代茶饮用。

功 效 此茶是增强记忆力的保健茶，具有养心、安神、健脑、振奋精神的功效，适合失眠、健忘者饮用。

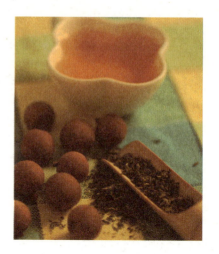

药茶方 菖蒲梅枣茶

材 料 石菖蒲3克，酸梅肉2颗，新鲜的红枣2~3颗。

调 料 红糖适量。

做 法 将所有材料放入水杯中，冲入沸水，加盖泡15分钟即可。

● 红枣

用 法 代茶饮用。

功 效 适用于失眠、健忘等症。

药茶方 益智健脑茶

材 料 石菖蒲、人参各5克，远志、云茯苓各6克。

做 法 把人参切成薄片，把其他三味中药材捣碎，同切好的人参片装在纱布袋中，扎紧袋口。将纱布袋放入水杯中，冲入800毫升沸水，加盖泡30分钟即可。

用 法 代茶饮用。

功 效 养心益智。

食疗方 二米葱姜粥

材 料 玉米粉80克，大米100克，葱花、姜末各5克。

调 料 白糖适量。

做 法 将大米洗净，放入锅中；将玉米粉加水调稀，倒入大米锅中，再加适量水。将锅置于火上，边煮边搅动，防止糊锅，当粥快熟时加姜末、葱花、白糖调味即成。

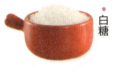
白糖

用 法 当作早餐食用，每日1次，不限量。10~15日为1个疗程。

功 效 益肺宁心，调中和胃。适用于失眠、健忘、心烦气短、胸胁胀痛等症。

食疗方　鹌鹑蛋

材 料 鹌鹑蛋2个。

做 法 将鹌鹑蛋煮熟即可。

用 法 每日2个，早、晚佐餐食用。

鹌鹑蛋

功 效 鹌鹑蛋中含有丰富的卵磷脂（高级神经中枢不可缺少的营养物质），对健忘者来说尤为适宜。

食疗方　莲子冰糖汤

材 料 干莲子250克。

调 料 冰糖适量。

做 法 将干莲子泡软、去心、倒入锅内，用小火炖煮至熟，加入冰糖调味即可。

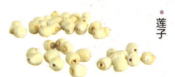
莲子

用 法 佐餐食用。

功 效 健脾养心，益智安神。适合用脑过度、健忘、失眠者食用，常食用可增强大脑的记忆力。

> **温馨提示**
>
> ①体育运动能调节和改善大脑的兴奋与抑制过程，促进脑细胞代谢，使大脑的功能得以充分发挥，延缓大脑老化，预防健忘的发生。
>
> ②造成记忆力下降的元凶是甜食和咸食，多吃富含维生素、矿物质、膳食纤维的新鲜蔬菜和水果可以提高记忆力。

心里郁闷胸口堵，妙用方剂可缓解

胸闷是一种主观感觉，即感到呼吸费力或气不够用。它可能是功能性的，也可能是人体所患疾病的早期症状之一。其病因不同，治疗的手段也各异。胸闷的病因综合起来有三方面：一是生理性因素，胸闷与性激素分泌水平大有关系，例如，年轻女性的雌激素分泌旺盛，皮下脂肪增厚，脂肪的耗氧量比肌肉的耗氧量多，所以会出现胸闷的症状；二是心理性因素，胸闷主要由郁闷、心情不舒畅等不愉快的情绪引起；三是病理性因素。

胸闷的主要表现

1 轻者若无其事，重者十分难受

2 胸膛似乎被石头压住

3 呼吸困难

4 容易与别人发生争执

5 容易疲劳

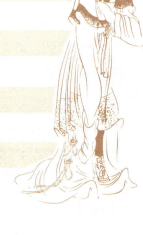

本草方 瓜蒌薤白半夏汤

材料 瓜蒌12克，薤白、法半夏各9克，黄酒70毫升。

做法 将所有材料放入锅中，加水500毫升，用小火煎煮至300毫升，去渣留汁。

用法 一日3次，每次50毫升，温服。

功效 行气解郁，通阳散节，祛痰宽胸。

药茶方 玫瑰普洱茶

材料 普洱茶、玫瑰花各3克。

做法 将普洱茶放入水杯中，用开水洗茶后放入玫瑰花，重新注入开水，泡出玫瑰花香即可。

用法 代茶饮用。

功效 疏解胸闷，适合夏日肝火旺盛者饮用。

药茶方 佛手茶

材料 鲜佛手15克（干品用6克）。

做法 将鲜佛手用开水冲泡。

用法 代茶饮用。

功效 理气解郁。

药茶方 玫瑰花茶

材料 玫瑰花15克。

做法 将玫瑰花用沸水冲泡出花香即可。

用法 代茶饮用。

功效 理气解郁，活血散瘀。

备注 气虚者可加入红枣3~5颗，肾虚者可加入枸杞子15克。

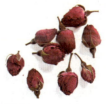
玫瑰花

食疗方 山药猪瘦肉粥

材 料 山药30克，猪瘦肉100克，大米100克。

调 料 盐、味精各适量。

做 法 将山药和猪瘦肉分别切小块备用；将猪瘦肉块放入沸水中汆烫，捞出冲净；将大米入锅，加适量水煮沸，加入猪瘦肉块、山药块，煮至粥成肉熟即可。

用 法 每日1次，佐餐食用，不限量。

功 效 适用于气虚、胸闷等症。

食疗方 人参银耳汤

材 料 人参5克，银耳15克。

做 法 将银耳泡软，将人参切片后放入锅中，加适量水，用小火熬煮2小时，加入泡软的银耳，再熬煮1小时，捞出人参片即可。

用 法 每日1次，吃银耳，喝汤。

功 效 适用于气血不足、胸闷等症。

食疗方 桑葚百合饮

材 料 鲜桑葚100克，鲜百合50克。

做 法 将鲜桑葚、鲜百合洗净、放入锅中，加适量水煎煮。

用 法 每日1剂。

功 效 适用于胸闷、易怒、失眠等症。

食疗方 甘麦粥

材 料 小麦30克，红枣10颗，甘草10克，大米适量。

做 法 将红枣、甘草一同放入锅中，加水煎煮，稍后加入小麦、大米，煮成粥即可。

用 法 每日1剂，早、晚分服。

功 效 适合潮热出汗、烦躁心悸、忧郁易怒、面色无华者食用。

现代职场压力大，人的火气也大。人在上火时不仅皮肤粗糙，还容易长痘痘，这让爱美的职场女性非常烦恼。中医认为，治疗上火最关键的一环是滋阴，通过补充体内的津液来治本。现在市面上很多去火药并没有滋阴的效果，只能起到暂时的去火作用，终究是杯水车薪，治标不治本，无法从根源上清除火源。只有找到上火的根源，选对处方，才能内外兼治。

上火的主要症状

 1 口干舌燥

2 牙龈肿痛

3 大便干硬

4 口臭、口苦

5 眼干

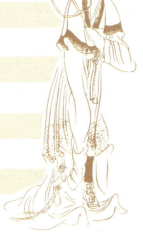

药茶方 金银花绿茶

材料 绿茶3克，金银花5克，甘草1片。

调料 冰糖适量。

做法 将金银花、甘草洗净、沥干，备用。
将金银花、甘草、绿茶放入茶壶中，冲入85℃
的开水，泡5~10分钟，依个人口味加入适量冰糖调味即可。

用法 代茶饮用。

功效 金银花具有清热凉血、疏风散热的功效；绿茶性凉，生津解渴，具有
利咽清热的功效。

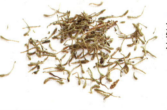
金银花

药茶方 菊楂陈皮茶

材料 山楂10克，白菊花、陈皮各5克。

做法 将山楂、白菊花、陈皮洗净。把洗净
的材料放入水杯中，冲入沸水，加盖泡5分钟
左右即可。

用法 代茶饮用。

功效 清热去火，理气宽心，健胃消食，促进食欲，适合气虚、阴虚者饮用。

山楂

食疗方 莲子汤

材料 莲子30克，栀子15克。

调料 冰糖适量。

做法 将栀子用纱布包好，与莲子和冰糖一起放入锅中，加适量水，煮至莲
子熟软即可。

用法 每日1剂，吃莲子，喝汤。

功效 去心火，缓解口舌生疮等症状，促进睡眠。

食疗方 猪腰汤

材料 猪腰2个，枸杞子、山茱萸各15克。

调料 盐适量。

做法 将猪腰处理干净；将所有材料放入砂锅内，加适量水，煮至猪腰熟透，加盐调味。

用法 佐餐食用，吃猪腰，喝汤，不限时、限量。

功效 猪腰含有丰富的维生素、矿物质等营养成分，具有滋阴养肾的功效，是不可多得的美容食品。常喝这道汤有助于去肾火。

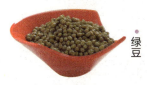

枸杞子

食疗方 石膏大米绿豆粥

材料 石膏30克，大米、绿豆各适量。

做法 将石膏放入锅中，加水煎煮，去渣留汁，然后在石膏汁中加入大米、绿豆，煮成粥。

用法 佐餐食用。

功效 绿豆味甘，有清热解毒之功效，中医上常用绿豆来解食物或药物之毒。这道粥对去胃火比较有效。

绿豆

食疗方 猪肝汤

材料 猪肝300克，菊花30克。

调料 盐适量。

做法 将猪肝洗净，将菊花用纱布包好，然后将二者一同放入锅中，加适量水，煮至猪肝熟，加盐调味即可。

用法 佐餐食用。

功效 明目养血，清肝去火。

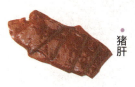

猪肝

温馨提示

很多人认为夏季喝牛奶容易上火，其实不是这样的。中医认为，牛奶性微寒，不仅不会导致上火，还能滋阴解毒、去除肝火。

护腰是女性一辈子的事

腰痛是指因外感、内伤或挫闪导致腰部气血运行不畅，或失于濡养，引起腰背部位疼痛的一种病症。世界卫生组织已经把腰痛列为人类面临的主要健康问题之一。

中医认为，腰痛的主要病因是肾虚，而感受外邪及跌倒损伤则是诱因。此病的通常治法是补肝肾、强腰膝、健脾气等。一旦出现持续且不明原因的腰痛，千万不要掉以轻心，应尽快到医院就诊，避免某些严重疾病的发作。

腰痛的主要症状

1 腰椎两侧肌肉发生痉挛，有触痛感

2 当弯腰或举重物时，腰痛难耐

3 第4、5腰椎旁疼痛明显，并向一侧下肢放射，甚至有明显的麻胀感，平卧时患侧下肢不能抬起

4 腰一侧或者两侧疼痛

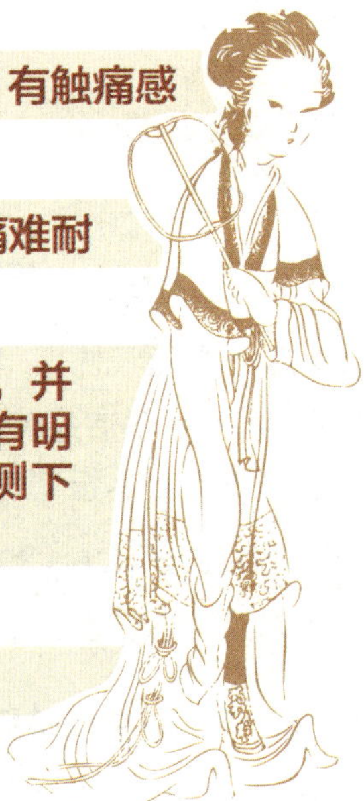

本草方　桃金娘根方

材 料　桃金娘根15~30克。

做 法　将桃金娘根放入锅中，加适量水煎煮，去渣留汁。

用 法　每日1剂。

功 效　适用于腰肌劳损、风湿骨痛等症。

食疗方　白术薏米粥

材 料　白术45克，薏米60克。

做 法　将薏米洗净，与白术一起放入锅中，加适量水，煮成粥即可。

用 法　每日1剂。

功 效　缓解腰痛的症状。

白术

食疗方　狗肉甘薯汤

材 料　狗肉块500克，甘薯250克。

调 料　盐适量。

做 法　将甘薯洗净、切块，与狗肉块一同放入锅中，加适量水，先用大火烧开，再用小火炖煮2小时，加盐调味即可。

用 法　佐餐食用。

功 效　适合腰痛患者食用。

外用方　粗盐贴敷方

材 料　粗盐250克，粗沙适量。

做 法　将粗盐、粗沙炒热，然后装进布袋里，趁热将布袋敷在患处。

用 法　每次30分钟，早、晚各1次。

功 效　缓解腰痛的症状。

办公室女性要护眼，养肝明目提高视力

人体各部位的生理活动，皆与肝有密切关系。因为肝有储藏血液和调节血量的功能。肝还有『主筋』的附属功能。若肝有病变，肝血不足，筋膜失养，则可引起肢体麻木、关节活动不灵或肢体屈伸不利，以及筋脉拘挛等症。

职场女性工作压力大，若身体长期过度劳累，出现透支，就容易损伤肝脏。中医养生理论认为，『肝开窍于目』，特别是『电脑族』，在护眼的同时也要护肝。

肝血不足的主要表现

1 眼睛发涩、酸痛、发痒

2 食欲不振、恶心

3 注意力不容易集中

4 全身倦怠感日趋严重

5 头昏、耳鸣

药茶方 杞菊决明子茶

材 料　决明子100克，菊花、枸杞子各适量。

调 料　冰糖适量。

做 法　将决明子洗净后用小火炒至微黄，待其冷却后储存于密封罐中。每次取一小茶匙决明子，与菊花、枸杞子一起置于水杯中，用热水冲泡。饮用时依个人口味添加适量冰糖即可。

用 法　代茶饮用。

功 效　决明子具有清热明目、滋润肠道的功效，可用于目赤肿痛、头晕目眩、大便燥结等症，搭配清热解毒的菊花和滋阴补肾的枸杞子，其清热明目、滋润肠道的功效能够加倍。

 药茶方 杭白菊茶

材 料　杭白菊1茶匙。

调 料　红糖或蜂蜜适量。

做 法　将杭白菊用沸水冲泡，用红糖或蜂蜜调味。

用 法　代茶饮用。

功 效　杭白菊能清肝明目，适用于肝火旺盛、视物模糊、头晕目眩等症；红糖或蜂蜜都是滋养品。此茶非常适合女性饮用，具有养肝明目、清热解毒、生津止渴、清心健脑的功效。

 药茶方 桑银茶

材 料　桑叶12克，金银花、车前草各15克。

做 法　将所有材料洗净，用500毫升沸水冲泡，加盖泡10分钟左右即可。

用 法　每日1剂，代茶饮用。

功 效　疏风清热，清肝明目。

 药茶方 夏枯草枸杞茶

材 料　夏枯草、枸杞子各10克，决明子30克，绿茶适量。

做法　将夏枯草、枸杞子、决明子一起用水洗净，放入锅内，加入500毫升的水，用小火煎煮20分钟左右，去渣留汁。趁热加入绿茶，加盖泡3~5分钟即可。

用法　每日1剂，代茶饮用。

功效　此茶不仅能缓解眼部疲劳，还能美容养颜。

食疗方　养肝明目粥

材料　羊肝50克，枸杞子30克，大米100克。

做法　将羊肝洗净、切细丝，与洗净的枸杞子、大米一起放入锅中，加适量水煮粥，煮至粥黏稠即可。

用法　佐餐食用。

功效　明目，滋补肝肾。

食疗方　枸杞蜂蜜粥

材料　枸杞子15克，大米100克。

调料　蜂蜜适量。

做法　将枸杞子洗净后放入锅中，加适量水浸泡10分钟，然后加入大米煮为稀粥，加蜂蜜调味即成。

用法　每日1剂。

功效　补肾益精，滋肝明目。

枸杞子

食疗方　菊花猪肝汤

材料　鲜菊花12朵，猪肝适量。

调料　盐、料酒各适量。

做法　将猪肝洗净、切片，用料酒腌渍10分钟，然后与菊花一同放入锅中，加适量水，在用大火煮沸后改用小火煮20分钟，加盐调味即可。

用法　每日1剂，早、晚分服。

功效　滋养肝血，养颜明目。

第 四 章

孕产偏方：孕前、孕中、孕后问题一扫光

怀孕是女性一生中的大事，很多女性在经历这一阶段时，既有幸福的喜悦，又常感到忐忑不安。本章针对孕前、孕中和孕后一些常见的困扰女性的问题，给女性推荐一些实用的对症偏方。

防治子宫脱垂，做完美女性

子宫从正常位置沿阴道下降，宫颈外口达坐骨棘水平以下，甚至子宫全部脱出于阴道口外，称为子宫脱垂。据统计，子宫脱垂的发病率为1%～4%，多发生在从事重体力劳动的中年女性身上，且以产后子宫脱垂为多见。中医认为，人体虚弱，中气不足，气虚下陷，会致使子宫下坠至阴道或脱出阴道口；或因生育、房事过多，致使肾气亏耗，带脉失约，冲任不固，加之产后过早地从事体力劳动，从而引起子宫脱垂。

子宫脱垂的主要症状

1. 有腹部下坠的感觉

2. 带下量多

3. 腰酸腿软

4. 子宫下垂且不能还纳

5. 气短、头晕、尿频

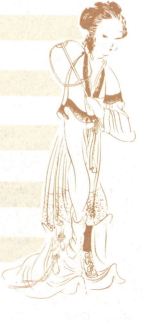

本草方 山豆根方

材 料	山豆根30克。
做 法	将山豆根放入锅中，加水煎煮，去渣留汁。
用 法	每日1剂，早、晚分服，连服7~14日。
功 效	适用于子宫脱垂。

本草方 丝瓜络方

材 料	丝瓜络60克。
做 法	将丝瓜络烧成炭，研为细末，分成14包。
用 法	每日2次，早、晚饭前各服1包，用10~15毫升白酒送服。7日为1个疗程，间隔5~7日进行第2个疗程。
功 效	可有效缓解子宫脱垂的症状。

本草方 生黄芪方

材 料	生黄芪60克。
做 法	将生黄芪放入锅中，加水煎煮，去渣留汁。
用 法	每日1剂，10日为1个疗程。
功 效	适用于子宫脱垂。

食疗方 黄芪粥

材 料	黄芪20克，大米50克。
调 料	红糖少许。
做 法	将黄芪放入锅中，加水200毫升，用小火煎至100毫升，去渣留汁，在黄芪汁中加入大米，用小火煮成粥，最后加入红糖调味即可。
用 法	每日1剂，10日为1个疗程。
功 效	补中益气，升提阳气。适用于气虚所致的子宫脱垂。

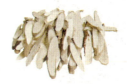
• 黄芪

不孕不用急，偏方有妙招

结婚多年的夫妻，性生活一直很正常，未采取避孕措施，且男方生殖功能正常，但是女方一直未妊娠（至少两年），这种情况被称为女性不孕症。夫妻之间的性生活正常，且在过性生活时不采用任何避孕措施，女性在婚后2年内未受孕的情况叫原发性不孕；女性曾经有过妊娠，但之后已经2年未能受孕的情况叫继发性不孕。

中医认为，女性不孕症多由先天肾气不足，或肝气郁结、痰湿内阻、瘀滞胞宫所致。在选择偏方时，应以温肾补气、滋阴养血、舒肝解郁、活血化瘀、调补冲任的偏方为主。

女性不孕症的主要症状

1 月经失调

2 痛经

3 内分泌失调

4 白带异常

5 下腹痛

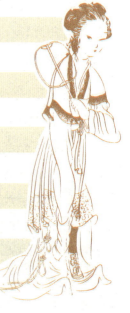

本草方 茶树根香附子饮

材 料	茶树根20克，小茴香5克，香附子10克。
调 料	红糖适量。
做 法	将所有材料放入锅中，加水煎煮，去渣留汁，调入红糖即可。
用 法	每日1剂，连服7~10日。
功 效	理气活血，促进孕育。适用于血气不和、经血不调所致的女性不孕症。

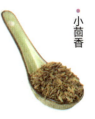
小茴香

本草方 紫河车丸

材 料	紫河车2个，白酒适量。
调 料	蜂蜜适量。
做 法	将紫河车清洗至清汁流出为止，用白酒煮烂，捣成泥，加入蜂蜜，炼为梧桐子大的丸。
用 法	每日2次，每次5克，用米酒送服。
功 效	适用于女性不孕症、子宫发育不全或肾虚等症。

本草方 川芎益母草汤

材 料	川芎、紫石英、石见穿各10克，益母草15克，莪术12克。
做 法	将所有材料一起倒入锅中，加适量水，先用大火煎，在水开之后，再用小火煎10分钟，去渣留汁。
用 法	每日1剂，早、晚分服，3个月为1个疗程。
功 效	此方能够有效改善痛经、月经失调、子宫内膜异位囊肿等症状，尤其适合子宫内膜异位症患者服用。

川芎

 药茶方 沙苑枸杞茶

材 料	沙苑子10克，枸杞子15克。

做法 将沙苑子和枸杞子洗净，放入保温杯中，冲入沸水，加盖泡30分钟即可。

用法 每日1~2剂，代茶饮用。

功效 此茶具有补肾益精的功效，适用于肾阳不足，症见腰膝酸软、性欲减退、宫寒不孕。

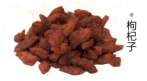
枸杞子

药酒方 草苁蓉酒

材料 草苁蓉60克，白酒500毫升。

做法 将草苁蓉洗净、切碎、装入布袋中，将布袋置于容器中，加入白酒，密封，浸泡10日后去渣即成。

用法 每日2次，每次10毫升。

功效 滋阴补阳，适用于女性不孕症。

药酒方 山药鹿茸酒

材料 鹿茸3克，山药30克，白酒500毫升。

做法 将鹿茸、山药分别切片，装入布袋内，扎紧袋口，将布袋放入酒罐内，倒入白酒，盖上盖子，浸泡7日即成。

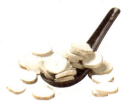
山药

用法 每日2次，每次15毫升。

功效 补阳益肾，适用于男女不育不孕症。

食疗方 红花蒸鸡蛋

材料 鸡蛋1颗，红花1.5克。

做法 在鸡蛋上打1个小孔，放入红花，用纸封口，将封好口的鸡蛋置于蒸锅内蒸熟。

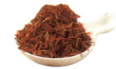
红花

用法 在月经第1天开始食用，每天吃1个鸡蛋，9天为1个疗程，在下个月经周期继续按此法食用鸡蛋。

功效 适用于女性不孕症。

在妊娠早期阴道流血，有时伴有腰酸、小腹轻微疼痛等症状，称为先兆流产。

先兆流产的原因有很多，比如孕卵异常、内分泌失调、胎盘功能失常、血型不合、母体全身性疾病、过度精神刺激、生殖器官畸形及有炎症、外伤等。中医认为，先兆流产多由肾气不足，或平素体弱、阴血不足、血热阳盛、湿热内蕴及血瘀所致。

先兆流产的主要症状

1 阴道少量出血

2 轻微下腹痛

3 轻度腰酸

4 妊娠12周后，有阵发性腹痛

5 宫颈口未开，无妊娠物排出

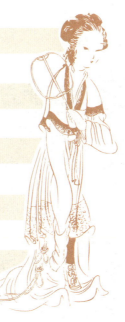

本草方 白扁豆方

材 料　白扁豆适量。

做 法　将白扁豆微炒，研为细末。

用 法　每次取4~5克，用白糖水送服，两日1次，连服数日。

功 效　适用于先兆流产。

 本草方 苎麻根方

材 料　苎麻根100克。

做 法　将苎麻根洗净、切段、放入锅中，用水煎，去渣留汁。

用 法　每日1剂，分3次服用。

功 效　可缓解胎动不安的症状。

本草方 莲蓬方

材 料　莲蓬适量。

做 法　将莲蓬炒炭存性，研为细末。

用 法　每日服2次，每次9克。

功 效　适用于先兆流产。

本草方 丝瓜藤方

材 料　丝瓜藤30克。

做 法　将丝瓜藤放入锅中，加水煎煮，去渣留汁。

用 法　两日1剂。

功 效　可缓解胎动不安的症状。

本草方 葡萄须方

材 料　葡萄须适量。

做 法 将葡萄须放入锅中，用水煎，去渣留汁。

用 法 每日1剂。

功 效 可缓解胎动不安的症状。

食疗方 阿胶鸡蛋

材 料 鸡蛋1个，阿胶9克。

调 料 盐适量。

做 法 将鸡蛋打散、放入锅中，加1碗清水，煮沸后加入阿胶，使其溶化，加盐调味即可。

用 法 每日1剂。

功 效 益气养血，固冲任，安胎元。

食疗方 柠檬膏

材 料 鲜柠檬500克。

调 料 白糖适量。

做 法 将柠檬去皮、绞汁，放入锅中煎成膏状，倒入盘中，放入白糖搅拌均匀，晒干，研为细末，装瓶备用。

用 法 每日2次，每次10克，用开水冲服。

功 效 适用于先兆流产。

温馨提示

①女性在孕期宜吃营养丰富、易消化的食物，以补充足够的营养。

②维生素E有保胎作用，女性在孕期可多吃富含维生素E的食物，如松子、核桃等。

③女性在孕期应多吃新鲜蔬菜、多饮水，保持大便通畅。

④女性在孕期应避免从事过重的体力劳动，尤其是增加腹压的负重劳动，如搬重物、提水等。

⑤在做家务时，怀孕的女性要避免做危险性的动作，如登高等。

⑥女性在怀孕前3个月内应禁止过性生活。

⑦在孕早期，胎盘附着尚不牢固，女性应注意劳逸结合，保持心情愉快。

习惯性流产是指连续自然流产3次及3次以上。习惯性流产的早期表现为阴道少许出血，或下腹有轻微隐痛感，出血时间可持续数天，血量较少。一旦阴道出血量增多，下腹疼痛加剧，检查发现宫颈口已扩张，甚至可见胎囊堵塞宫颈口，流产就不可避免了。中医认为，肾主生殖，胞脉系于肾；母体的肾气是胎儿发育的动力，而胎儿的成长又要靠气血的充养，气血由脾胃所化生。因此，肾气不足、脾胃虚弱是导致习惯性流产的主要原因。

习惯性流产的主要症状

1 早期阴道少许出血、下腹隐痛

2 晚期阴道出血量增多、下腹疼痛加剧

3 宫颈口扩张

4 胎囊在宫颈口造成堵塞

5 妊娠物排出

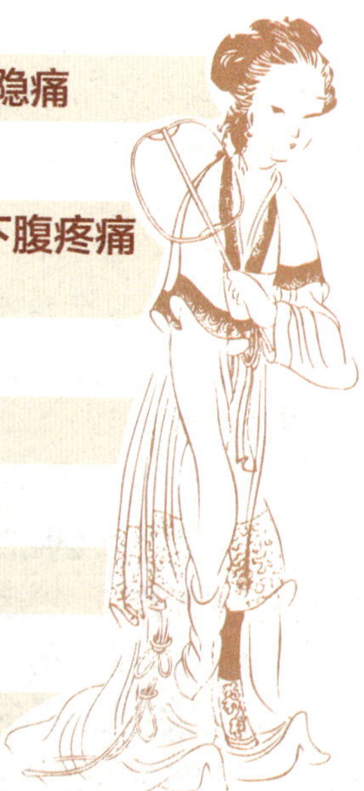

食疗方　菟丝子粥

材料　菟丝子30~60克（或鲜品60~100克），大米100克。

调料　白糖适量。

做法　将菟丝子洗净、捣碎、放入锅中，加水煎煮，去渣留汁，在菟丝子汁中加入大米煮粥，在粥成后加入白糖调味即可。

用法　佐餐食用。

功效　适用于习惯性流产。

食疗方　鲤鱼粥

材料　鲤鱼1条，苎麻根15克，糯米50克。

做法　将鲤鱼洗净、切块；将苎麻根放入锅中，加水煎煮，去渣留汁；在苎麻根汁中加入鲤鱼块、糯米，一起煮为稀粥。

用法　佐餐食用，每日2次，连服3日。

功效　适用于习惯性流产。

食疗方　白术猪肚粥

材料　白术15克，猪肚适量，大米100克。

调料　盐适量。

做法　将白术放入锅中，加水煎煮，去渣留汁；将猪肚洗净、切成条，放入沸水中汆烫，捞出；将大米淘洗干净。将上述材料放入锅中，加适量水煮成粥，加盐调味即可。

用法　佐餐食用，每日1碗，连服3~5日。

功效　适用于习惯性流产。

食疗方　鱼膘胶猪蹄汤

材料　鱼膘胶15克，猪蹄适量。

调料　盐适量。

做法 将猪蹄洗净、去毛、剁成块，放入沸水中汆烫，捞出冲净，备用。将锅置于火上，加油烧热，下鱼鳔胶炒一下，加适量水，加入猪蹄块，用大火煮沸后改用小火炖2小时，加盐调味即可。

用法 佐餐食用，喝汤，吃猪蹄。

功效 适用于习惯性流产。

食疗方 艾叶鸡蛋汤

材料 艾叶25克，鸡蛋1个。

调料 白糖适量。

做法 将艾叶洗净、放入锅中，加适量水煮汤，倒入打散的鸡蛋液煮熟，加白糖调味即成。

用法 每日1剂，睡前30分钟服用。

功效 温肾安胎，适用于习惯性流产。

食疗方 红枣鸡蛋汤

材料 红枣5颗，鸡蛋2个。

调料 盐适量。

红枣

做法 将红枣放入锅中，加适量水，用大火煮熟，把打散的鸡蛋液倒入汤内，搅匀，煮熟后加盐调味即可。

用法 每日1次，吃红枣，喝汤，不限量。

功效 适用于习惯性流产。

温馨提示

女性孕期注意事项：

①饮食以易于消化的食物为主，宜食用富含各种维生素及微量元素的食物，如各种蔬菜、水果、豆类食物、蛋类食物、肉类食物等。

②要注意调节自己的情绪，尽量保持心情舒畅，尤其不能喜怒无常。

③在怀孕初期宜卧床休息，可降低出血风险、减轻妊娠反应等。

④要养成良好的生活习惯，作息要有规律，并适当运动。

⑤衣着应宽松，腰带不宜束紧，不穿高跟鞋。

妊娠呕吐不能轻视

妊娠呕吐是指女性在怀孕1~3个月内出现恶心、呕吐、眩晕、胸闷，甚至恶闻食味，或食即吐等症状。妊娠呕吐一般会在短期内自行消失，对身体没有太大的影响，但也有少数病情严重者出现水电解质紊乱及代谢障碍等情况。中医认为，本病主要是由平素胃气虚弱或肝热气逆，受孕后冲脉之气上逆，致使胃失和降，或引动肝热气火上冲所致，当以降逆止呕、调和脾胃为治。

妊娠呕吐的主要症状

1 食欲不振

2 恶心、呕吐

3 眩晕

4 胸闷

5 恶闻食味

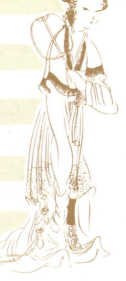

本草方　柚皮方

材料　柚子皮9克。

做法　将柚子皮放入锅中，加水煎煮，去渣留汁。

用法　每日1~2剂。

功效　适用于脾胃虚弱型妊娠呕吐。

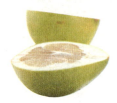

柚子皮

药茶方　白蔻茶

材料　白蔻10克。

做法　将白蔻捣碎、放入水杯中，冲入沸水，加盖泡15分钟即可。

用法　代茶饮用。

功效　和胃化湿，止呕。

食疗方　白糖醋蛋方

材料　鸡蛋1个。

调料　白糖、米醋各适量。

做法　先将米醋煮沸，然后加入白糖，使其溶化，最后打入鸡蛋，煮熟即成。

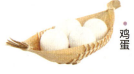

鸡蛋

用法　每日2次，每次1剂。

功效　健胃消食，滋阴补虚，适用于肝胃不和型妊娠呕吐。

食疗方　姜汁牛奶

材料　鲜牛奶200毫升，生姜汁10毫升。

调料　白糖适量。

做法　将鲜牛奶和生姜汁一同煮沸，加白糖拌匀。

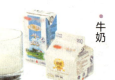

牛奶

用法　每日1剂，早、晚分服。

功效　此方温中散寒，和胃止吐，对脾胃虚寒引起的妊娠呕吐有显著的辅助治疗功效。

食疗方 砂仁白扁豆汁

材料 白扁豆3克，砂仁15克。

做法 将白扁豆放入锅中，加水300毫升，用小火煎至150毫升，备用；将砂仁研成细末。

用法 每次取砂仁末3克，用白扁豆汤送服，每日3次。

功效 本方健脾温中，和胃止呕，对脾胃虚弱、孕后呕吐者颇为适宜。

食疗方 砂仁粥

材料 砂仁5克，大米100克。

做法 将砂仁研成细末；将大米洗净、放入锅中，加入适量水，用大火煮粥，将粥煮熟后调入砂仁末，再煮1~2沸即可。

用法 佐餐食用。

功效 适用于妊娠呕吐。

食疗方 双汁饮

材料 甘蔗汁、生姜汁各90毫升。

做法 将甘蔗汁与生姜汁混合，隔水烫温。

用法 每日3次，每次60毫升。

功效 适用于妊娠呕吐。

食疗方 竹茹粥

材料 鲜竹茹、糯米各50克。

做法 将鲜竹茹放入锅中，加水煎煮，去渣留汁，在鲜竹茹汁中加入糯米，煮成稀粥。

用法 佐餐食用。

功效 适用于妊娠呕吐。

产后缺乳怎么办

产后缺乳是指产妇在产后第2、3日至半月或整个哺乳期内，分泌的乳汁很少或根本没有分泌乳汁，不足以或不能够用母乳哺育婴儿。中医认为，产后缺乳可分为虚、实两种证型。虚者是因为气血虚弱，或脾胃虚弱，或分娩时失血过多，影响乳汁分泌；实者是因为肝郁气滞，气机不畅，脉道阻滞，致使乳汁运行受阻。对于气血虚弱者，宜选择补气养血、佐以通乳的偏方；对于肝郁气滞者，宜选择疏肝、活血、通络的偏方。

产后缺乳的主要症状

 哺乳期乳汁少

2 哺乳期全无乳汁

3 乳汁开始正常，后来突然变少

4 身体虚弱

5 没有食欲

本草方　紫河车方

材 料　紫河车适量。

做 法　将紫河车去膜、洗净，用慢火炒焦，研成细末。

用 法　每日晚饭后服2~5克。

功 效　适用于产后缺乳。

 本草方　蒲公英方

材 料　蒲公英适量。

做 法　将蒲公英放入锅中，加水煎煮，去渣留汁。

用 法　每日1剂，早、晚分服，连服3日。

功 效　适用于产后缺乳。

 本草方　赤包根方

材 料　赤包根粉末60克。

用 法　每日2次，每次2~3克，用开水送服。

功 效　适用于产后缺乳。

本草方　凤尾草饮

材 料　凤尾草9克。

做 法　将凤尾草洗净、放入锅中，加适量水煎煮，取汁。

用 法　每日2剂，早、晚饭后服用，连服3日。

功 效　适用于产后缺乳。

 食疗方　黑芝麻粥

材 料　黑芝麻25克，大米适量。

做 法　将黑芝麻捣碎，将大米淘净，一同放入锅中，加适量水煮粥。

用 法 佐餐食用。

功 效 适用于产后缺乳。

🍴 食疗方 南瓜子方

材 料 生南瓜子适量。

做 法 将生南瓜子剥皮取仁，直接捣成泥状。

用 法 当点心食用。

功 效 适用于产后缺乳。

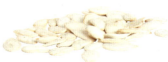

南瓜子

🍴 食疗方 天花粉方

材 料 天花粉20~30克，赤小豆适量。

做 法 将天花粉炒至发黄，压碾成细末；将赤小豆放入锅中，加水煮汤，备用。

用 法 每次取天花粉末5~6克，用赤小豆汤调匀服下，每口2次。

功 效 适用于产后缺乳。

🍴 食疗方 虾米粥

材 料 虾米20克，大米100克。

调 料 盐适量。

做 法 将大米洗净、放入锅中，加水煮至粥熟，加入虾米、盐，煮沸即可。

用 法 每日1剂。

功 效 可缓解产后气血不足、乳汁缺乏等症状。

🥣 外用方 鲜荠菜叶方

材 料 鲜荠菜叶、白酒各适量。

做 法 将鲜荠菜叶洗净、切碎、捣烂，加入白酒和匀。

用 法 将鲜荠菜泥敷在乳房上，每日3次。

功 效 适用于产后缺乳。

产褥期得了乳腺炎怎么办

乳腺炎是指乳腺因受细菌感染而出现的炎性病变，是产褥期的常见病，是引起产后发热的原因之一，常见于哺乳期妇女，尤其是初产妇。中医认为，哺乳方法不当，或乳汁多而少饮，或断乳不当，均会导致乳汁瘀积，乳络阻塞而成块，瘀久化热，酿脓成痛。另外，情志不畅，肝气郁结，也会导致乳络闭阻不畅而成乳痛。在选用偏方进行调理时，应以疏肝清胃、通乳消肿，或者清热解毒、化毒排脓为原则。

乳腺炎的主要症状

1 乳房有结节、硬块

2 乳房红肿、疼痛

3 乳房排乳不畅

4 腋下淋巴结肿大，伴有发热，日久局部化脓

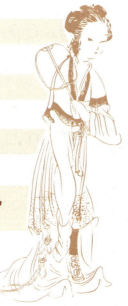

外用方 马兰根方

材料 马兰根90克，鲜马兰叶、米酒适量。

做法 将马兰根放入锅中，加水煎汁，另取鲜马兰叶，加米酒捣烂。

用法 服用马兰根汁，将捣烂的鲜马兰叶敷于患处（不可敷乳头）。

功效 适用于急性乳腺炎。

 外用方 猪胆汁方

材料 猪胆汁适量。

调料 红糖适量。

做法 将猪胆汁和红糖用水调匀，熬成膏状。

用法 将熬出的膏涂在纱布上，敷于患处。

功效 适用于急性乳腺炎。

 外用方 芙蓉花方

材料 鲜芙蓉花120克。

调料 红糖适量。

做法 将鲜芙蓉花和红糖放在一起捣烂。

用法 将捣烂的鲜芙蓉花和红糖混合物敷于患处。

功效 适用于乳腺炎初期。

 外用方 花椒叶方

材料 花椒叶2片。

做法 将花椒叶晒干、研成末，加水调为浓稠状。

用法 敷患处。

功效 适合乳腺炎脓肿未溃者使用。

第 五 章

妇科偏方：清除烦恼，做完美女性

妇科疾病是很多女性的常见病，不仅给女性的生活、工作和学习带来不利的影响，在严重情况下还会危害女性的健康。女性在得了妇科疾病后，除了要及早就医治疗，还可选用一些偏方来辅助治疗。

痛经来报到，找准偏方有效减轻疼痛

痛经是指女性在经期及其前后，出现周期性的小腹或腰部疼痛，为妇科常见疾病之一。

严重者会出现恶心、呕吐、冷汗淋漓、四肢厥冷甚至昏厥等症状，这给其工作、学习及生活带来不便。痛经多见于青春期少女、未婚女性及已婚未育女性。

痛经分为原发性痛经和继发性痛经两种，二者的区别在于生殖器官是否有明显病变。

痛经的病因至今尚不明确，没有一种理论能全面地解释痛经。

痛经的主要症状

1 疼痛呈痉挛性、阵发性

2 出冷汗、全身无力

3 四肢厥冷

4 恶心、呕吐

5 腹泻

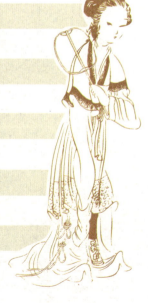

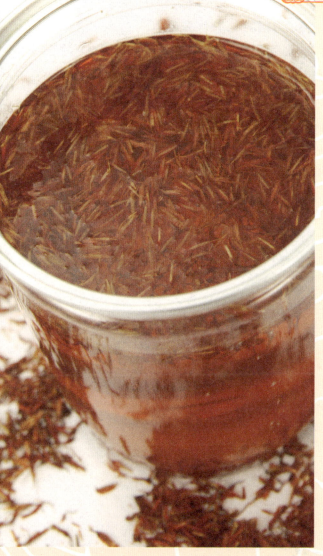

材料 红花200克，低度白酒1 000毫升。

调料 红糖适量。

做法 将红花与红糖一起装入干净的纱布袋内，封好袋口，放入酒坛中，倒入白酒，加盖密封，浸泡7日即可。

用法 每日1~2次，每次20~30毫升。

功效 养血养肤，活血通经，适用于女性血虚、血瘀、痛经等症。

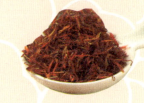

红花

温馨提示

　　《本草纲目》记载："（红花）活血、润燥、止痛、散肿、通经。"在中医中，红花常被用来治疗月经不调、血液瘀滞等症。

　　另外，由于红花可去除瘀血，能有效缓解肌肉的僵硬与疼痛，因此，肩酸、腰腿疼痛者非常适合饮用红花酒。

药酒方 黑豆鸡蛋酒

材料 黑豆50克，鸡蛋2个，黄酒或低度米酒100毫升。

做法 将黑豆与鸡蛋放入锅中，加适量水煮熟，将鸡蛋捞出，去壳后放回锅中，加入黄酒或低度米酒，再煮10分钟即可。

用法 佐餐食用，喝汤，吃鸡蛋。

功效 具有调中、下气、止痛等功效，适用于气血虚型痛经。

 药酒方 山楂酒

材料 山楂干200克，低度白酒400毫升。

做法 将山楂干洗净、去核、切碎，装入带塞的大瓶中，加入白酒，塞紧瓶口，浸泡7~10日，浸泡期间每日摇晃1~2次。

用法 每日1次，每次15毫升。

功效 具有健脾、通经等功效，适用于痛经。

 药酒方 当归红花酒

材料 当归30克，红花20克，丹参、月季花各15克，米酒1500毫升。

做法 将当归、红花、丹参、月季花一起研成粉末，用纱布包好，将纱布包放在米酒中浸泡7日。

用法 每日1次，每次15毫升。

功效 温经散寒，适用于痛经。

药茶方 桃仁茶

材料 桃仁10克。

调料 冰糖适量。

做法 将桃仁洗净，去皮、尖；将冰糖捣碎。将处理好的桃仁和冰糖一同放入水杯中，冲入沸水，加盖泡30分钟即可。

用法 每日1~2剂，代茶饮用。

功效 破血行瘀，清热润肠，适合血热瘀结型痛经者饮用。

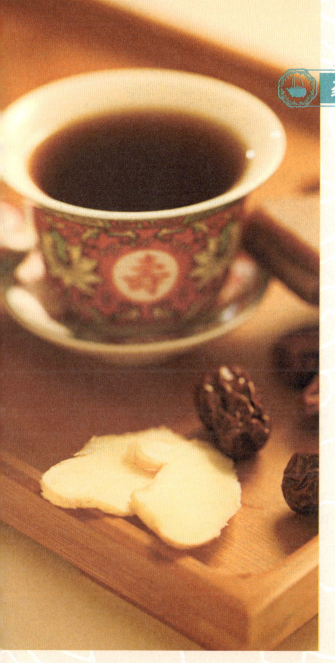

药茶方　姜枣糖茶

材料　干姜、红枣各30克。

调料　红糖适量。

做法　将干姜洗净、切片；将红枣洗净、去核。将干姜片、红枣、红糖放入茶壶中，冲入沸水，加盖泡5分钟左右即可。

用法　饮茶，吃红枣。每日1剂，经期持续服用，直至经期结束，平时也可饮用此茶。

功效　干姜大热无毒，能散寒温里、消炎镇痛；红枣可补气养血，适用于女性月经量少、面黄、头晕等症。此茶具有温经散寒、和血通经的功效，适合寒性痛经、月经量少、经期不顺者饮用。

温馨提示

①女性要注意保暖，尤其在寒冷的冬季，因为此时更容易得寒湿凝滞型痛经。

②女性在经期宜摄入清淡、易消化的食物，保持大便通畅，这样就可以避免因消化道剧烈蠕动而使经期疼痛加剧。

药茶方　姜枣通经茶

材　料　生姜10克，红枣7颗，花椒3克。

调　料　红糖适量。

做　法　将生姜清洗干净，切成细丝，备用；将生姜丝与花椒、红枣一同放入砂锅中，加入适量水，煎煮至红枣熟软，去渣留汁；加入红糖，搅拌至其溶化，即可饮用。

用　法　从经前10日开始饮用至经期结束，每日1~2剂，代茶饮用。

功　效　此茶具有散寒、止痛、暖胃的功效，加入红糖后可活血化瘀。

药茶方　泽兰叶茶

材　料　绿茶1克，泽兰叶（干品）10克。

做　法　将绿茶、泽兰叶放入水杯中，冲入适量沸水，加盖泡5分钟左右。

用　法　代茶饮用。

功　效　活血化瘀，通经利尿，适用于月经提前或延后、经血时多时少、经期小腹胀痛等症及原发性痛经。

食疗方　牡丹花大米粥

材　料　干牡丹花6克（鲜牡丹花10~20克），大米100克。

调　料　白糖少许。

做　法　将大米淘洗干净、放入锅中，加适量水煮粥。在锅中粥煮沸1~2次后，加入牡丹花再煮，在粥熟后加入白糖调味即可。

用　法　佐餐食用。

功　效　通经祛瘀，养血调经。

食疗方　益母草汁粥

材　料　鲜益母草汁、鲜生地黄汁、鲜藕汁各40毫升，大米100克，生姜汁少许。

调　料　蜂蜜大半匙。

做法 将大米淘洗干净、放入锅中，加适量水煮粥。待粥将熟时，加入鲜益母草汁、鲜生地黄汁、鲜藕汁、生姜汁、蜂蜜，将粥煮熟即可。

用法 佐餐食用。

功效 益母草对女性十分有益，具有温经散寒的作用，可改善痛经的症状。

食疗方 赤小豆橙皮糯米粥

材料 赤小豆、糯米各50克，橙皮、红枣各适量。

调料 红糖适量。

做法 将赤小豆、糯米、红枣分别用水浸泡2小时，捞出，放入锅中，加适量水，用大火煮开，再转用小火煮至赤小豆、糯米、红枣软透。将橙皮刮去里面的白瓤，切丝，放入粥锅中煮20分钟，加入红糖，再煮5分钟即可。

用法 佐餐食用。

功效 补血安中，驱寒暖胃，适合得了虚寒型痛经的女性食用。

食疗方 艾叶蛋

材料 艾叶、生姜各10克，鸡蛋1个。

调料 红糖少许。

做法 将艾叶、生姜用水泡20分钟；将鸡蛋放入锅中，加适量水煮熟，捞出去壳后再放回锅中；将艾叶、生姜及浸泡的水倒入锅中，煮沸，加入红糖，再煮10分钟。

用法 佐餐食用，喝汤，吃鸡蛋。

功效 温经散寒，调经止痛，适用于虚寒型痛经。

外用方 痛经盐醋方

材料 粗盐或粗沙250克，陈醋50克。

做法 将粗盐或粗沙爆炒，边炒边洒陈醋，洒完陈醋后再炒片刻，将炒好的粗盐或粗沙装入布袋。

用法 用装有粗盐或粗沙的布袋热熨腰部。

功效 理气止痛，适合经期小腹痛和腰痛者使用。

月经不调是月经周期或出血量异常的一种疾病，为妇科常见病之一。月经不调主要表现为月经先期、后期、无定期，以及出血量过多或过少等症状。

月经不调的病因是多方面的，主要为外感六淫、内伤七情，以及饮食、起居、环境的改变等。很多全身性疾病，如内分泌疾病、高血压病、血液病等，也可能引起月经不调，所以女性要注意调理自己的身体。

月经不调要重视，多种偏方来帮忙

月经不调的主要症状

 子宫不规则出血

 功能失调性子宫出血

 闭经

 痛经

 头痛、眩晕

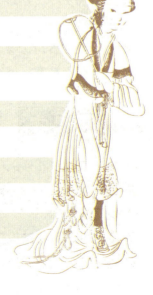

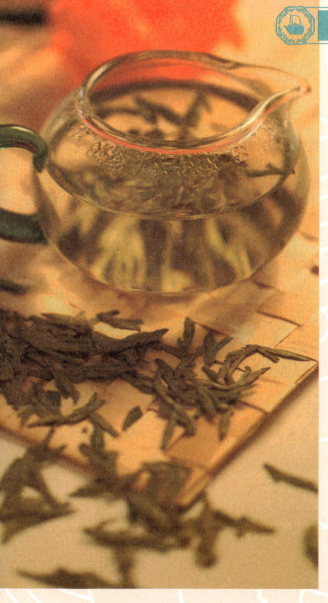

药茶方　白糖绿茶

材 料　绿茶25克。

调 料　白糖适量。

做 法　将绿茶和白糖放入水杯中，用900毫升的沸水冲泡。

用 法　代茶饮用。

功 效　理气调经，适合月经骤停，伴有腹痛、腹胀等症状者饮用。

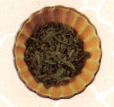

绿茶

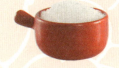

白糖

温馨提示

①吸烟、喝酒可干扰与月经有关的生理过程，容易引起月经不调，因此女性要远离烟酒。

②女性要有规律地生活，不要经常熬夜加班，因为过度劳累、生活不规律都会导致月经不调。此外，女性还要保持好的心情，这样可使气血通畅。

药茶方 **莲花茶**

材 料　莲花6克，绿茶3克。

做 法　将莲花、绿茶研成细末，放入水杯中，冲入沸水，加盖泡3分钟左右。

用 法　每日1剂，代茶饮用。

功 效　清心凉血，活血止血，适用于月经过多、瘀血腹痛等症。

药茶方 **红花茶**

材 料　红花5克，红茶3克。

做 法　将红花、红茶放入水杯中，冲入沸水，加盖泡5分钟。

用 法　每日1剂，代茶饮用。

功 效　活血祛瘀，调经止痛，适合闭经、痛经者饮用。

红花

食疗方 **马齿苋鸡蛋汤**

材 料　马齿苋250克，鸡蛋2颗。

做 法　将洗净的马齿苋与鸡蛋共煮，将鸡蛋煮熟后去壳，再将鸡蛋放入锅中煮30分钟即可。

用 法　吃鸡蛋，喝汤。每日1剂，分2次食用。

功 效　具有清热、凉血、调血的作用，适用于血热型月经不调，可改善月经量多、色红、质黏、有血块及口渴心烦等症状。

食疗方 **红枣猪瘦肉汤**

材 料　猪瘦肉300克，红枣10颗，生姜3片。

调 料　盐1小匙。

做 法　将猪瘦肉洗净、切片、汆烫；将红枣去核、洗净，备用，将生姜切成片。将锅置于火上，倒入适量水烧开，放入猪瘦肉片、生姜片，煮沸后下红枣，续煮至肉熟，加盐调味即可。

红枣

用 法	佐餐食用。
功 效	月经量多、行经腹痛者可常食用红枣，红枣对改善月经不调的症状很有帮助。

食疗方 老丝瓜盐水饮

材 料	老丝瓜1个。
调 料	盐适量。
做 法	将老丝瓜烧干后研成细末；将盐放入碗中，加开水搅匀，备用。
用 法	用盐开水冲泡老丝瓜末后饮用，每日1次，每次9克。
功 效	可有效改善月经量过多等症状。
备 注	盐的用量依个人口味而定。

食疗方 丹参猪肝汤

材 料	猪肝350克，丹参50克，油菜70克，葱段适量。
调 料	盐、料酒、味精各适量。
做 法	将猪肝洗净后切片，放入沸水锅中氽烫，捞出洗净；将油菜洗净。将丹参放入锅中，加适量水，用大火煮20分钟，再将猪肝片、葱段、料酒、盐一同放入锅中，继续煮15分钟，加入油菜，继续煮5分钟后用味精调味即可。
用 法	佐餐食用。
功 效	丹参具有祛瘀止痛、活血通经、清心除烦的作用，可改善月经不调的症状；猪肝对月经不调者具有滋补的作用。因此，本汤具有调经止痛、益气养血的功效。

食疗方 黑豆双红饮

材 料	黑豆30克，红花6克。
调 料	红糖适量。
做 法	将黑豆、红花放入锅中，加水煎煮，去渣留汁，加红糖调味。
用 法	经前温服5日，每日1剂。
功 效	适合月经量少及闭经者服用。

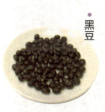

黑豆

用偏方，通经络，预防乳腺增生

乳腺增生是乳房的一种慢性非炎症性疾病，是女性的多发病之一。有关调查显示，70%~80%的女性都患有不同程度的乳腺增生，乳腺增生多见于25~45岁的女性。乳腺增生主要以乳房周期性疼痛为特征，起初为游漫性胀痛，以乳房外上侧及中上部疼痛最为明显，在每月月经前疼痛加剧，行经后疼痛减退或消失。对于严重者，在经前经后其乳房均出现持续性疼痛。中医认为，乳腺增生是由郁怒伤肝或思虑伤脾、气滞血瘀、痰凝成核所致。

乳腺增生的主要症状

1 乳房一侧或双侧疼痛

2 乳房一侧或双侧有肿块

3 乳头溢出草黄色或棕色浆液

4 月经失调

5 精神紧张

本草方 **鹳草方**

材 料 老鹳草60克。

做 法 将老鹳草放入锅中，加水煎煮，去渣留汁。

用 法 每日1剂。1~2个月为1个疗程。

功 效 适用于乳腺增生。

 本草方 **全蝎方**

材 料 全蝎适量。

做 法 将全蝎焙干、研成粉末。

用 法 温水送服，每日1次，每次5克。10日为1个疗程，服用1~2个疗程后见效。

功 效 适用于乳腺增生。

 药茶方 **玫瑰花蚕豆花茶**

材 料 玫瑰花6克，蚕豆花10克。

做 法 将玫瑰花、蚕豆花分别洗净、沥干，一同放入水杯中，加开水冲泡即可。

用 法 代茶饮用。

功 效 适用于乳腺小叶增生。

 药茶方 **山楂橘饼茶**

材 料 生山楂10克，橘饼7个。

调 料 蜂蜜1~2匙。

做 法 将生山楂、橘饼放入沸水中浸泡，待水变温时，调入蜂蜜。

用 法 代茶饮用。

功 效 适用于乳腺增生。

 食疗方 **核桃茴香方**

材 料 核桃1个，八角茴香1颗。

做法 将核桃仁、八角茴香一起捣烂。

用法 用温水送服，每日3次，连服1个月。

功效 适合乳腺增生较轻者服用。

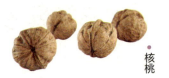

核桃

🍴 食疗方 橘子方

材料 橘子500克。

做法 将橘子烘干、研成细末。

用法 用温水送服，每日2次，每次10克。10日为1个疗程。

功效 适用于乳腺增生。

🍴 食疗方 橘饼饮

材料 金橘饼50克。

做法 将金橘饼洗净、切碎，放入砂锅中，加适量水，用中火煎煮15分钟即成。

用法 每日1剂。

功效 适用于乳腺增生。

🥣 外用方 乳香没药方

材料 乳香、没药、黄柏、大黄、冰片、鸡蛋清各适量。

做法 先将乳香、没药、黄柏、大黄、冰片一同研成细末，再用鸡蛋清调和细末。

用法 将用鸡蛋清调和的细末敷在患处，每日1次。

备注 适用于乳腺增生。

> **温馨提示**
>
> ①患有乳腺增生的女性应穿戴合适的文胸，以托起乳房；同时还要避免对乳房造成刺激，以减轻疼痛。
>
> ②患有乳腺增生的女性应每2~3个月到医院检查1次，警惕其演变为乳腺癌。
>
> ③患有乳腺增生的女性应保持心情舒畅、情绪稳定。如果其经常过度紧张、忧虑悲伤，就会造成神经衰弱，出现内分泌失调，从而促使乳腺增生加重。

经前乳房胀痛主要表现为月经来潮前乳房胀满、压痛、发硬，严重时乳房在受到轻微碰撞后就会胀痛难受，原有的结节感更加明显。在经期结束后，上述表现就会消失。

经前乳房胀痛是由经前体内雌激素水平增高、乳腺增生、乳腺间组织水肿所致。中医认为，此症是由肝郁气滞、肾阴虚所致。女性在选择偏方进行调理时，宜以疏肝理气、滋补肾阴的偏方为主。

经前乳房胀痛的主要症状

1 乳房在受到碰撞后会胀痛难受

2 头痛

3 失眠

4 烦躁

5 情绪不稳

本草方 肉苁蓉当归方

材料 肉苁蓉15克，当归、赤芍、金橘叶、半夏各10克，柴胡5克。

调料 蜂蜜适量。

做法 将以上材料分别拣去杂质、洗净、晾干或切碎；将处理好的中药材放入砂锅中，加适量水，浸泡片刻，再煎煮30分钟，去渣留汁，待其温热时，加入蜂蜜搅拌均匀即可。

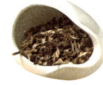

·柴胡

用法 每日2剂，早、晚分服。

功效 调理冲任，活血散结，适用于乳腺小叶增生。

本草方 柴赤蒲鹿方

材料 柴胡、枳实、当归、香附、陈皮、赤芍、昆布、郁金、补骨脂、仙茅、茯苓、蒲公英各12克，鹿角胶10克。

做法 将所有材料放入锅中，加水煎煮，去渣留汁。

用法 每日1剂。

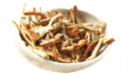

·陈皮

功效 活血化瘀，缓解乳房胀痛等症状。

本草方 青夏昆乳贝母方

材料 青皮、昆布、乳香各9克，夏枯草、浙贝母各12克。

做法 将所有材料放入锅中，加水煎煮，去渣留汁。

用法 每日1剂。

功效 化瘀消痰，软坚散结。

本草方 金橘叶方

材料 金橘叶（干品）30克。

做法 将金橘叶洗净、晾干、切碎，放入砂锅中，加适量水浸泡片刻，再用小火煎煮15分钟，去渣留汁。

用法 每日2剂，早、晚分服。

功效 疏肝理气，解郁散结，适用于乳腺小叶增生。

药茶方　玫瑰菊花青皮茶

材料 玫瑰花、菊花各10克，青皮5克。

做法 将所有材料放入水杯中，冲入沸水，加盖泡10分钟即可。

用法 代茶饮用。

功效 软坚散结，可缓解女性经前乳房胀痛的症状。

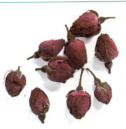

玫瑰花

食疗方　韭菜炒羊肝

材料 羊肝、韭菜各120克，葱段、姜片各适量。

调料 盐适量。

做法 将韭菜洗净、切段；将羊肝洗净、切片。油锅烧热，爆香姜片、葱段，加入羊肝片炒熟，加入韭菜段、盐，翻炒片刻即可。

用法 佐餐食用，每日1次，连食数日。

功效 可缓解经前乳房胀痛的症状。

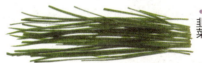

韭菜

温馨提示

呵护女性乳房的2种中药单品：

①马鞭草。现代药理学研究发现，马鞭草对女性十分有益，其具有抗炎、止痛的作用，可以缓解女性经前乳房胀痛。

②藏红花。中医认为，藏红花具有活血化瘀、通经止痛、退烧清热、解郁安神、凉血解毒、养血的功效，可使气血畅通。现代医学认为，藏红花是养血活血药，可调节内分泌、促进血液循环、防止肿块生成，因此对于改善经前乳房胀痛的症状十分有效。

内服加外洗，防治阴道炎

阴道炎是指由各种病原体感染引起的阴道炎症。阴道炎是女性常见的一种疾病。在通常情况下，幼女及绝经后女性比青春期及育龄女性更易患上阴道炎。阴道炎常有外阴及阴道瘙痒、灼痛，白带增多且有异味等症状，还可伴有性交痛及尿痛、尿频等症状。常见的阴道炎有细菌性阴道病、滴虫性阴道炎、真菌性阴道炎、老年性阴道炎。中医认为，大部分阴道炎患者的病因为湿热下注。因此，患者在选择偏方时应以清热除湿的偏方为主。

 阴道炎的主要症状

1 下腹部有坠胀感，腰背酸痛

2 白带增多

3 尿频、排尿困难、尿潴留

4 经期延长，月经量过多

5 下腹部可触到肿块

本草方 百部马齿苋汤

材料　百部9克，马齿苋15克。

做法　将百部、马齿苋放入锅中，加水煎煮，去渣留汁。

用法　每日1剂，早、晚分服。

功效　清热利湿、杀菌，对辅助治疗阴道炎有效果。

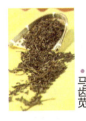

·马齿苋

本草方 柴胡茯苓石膏汤

材料　柴胡、黄芩、前胡、茯苓、桑白皮各6克，石膏（先煎）15克，荆芥4.5克，升麻、甘草各3克。

做法　将所有材料放入锅中，加水煎煮，去渣留汁。

用法　每日1剂，早、晚分服。

功效　适用于湿热下注型阴道炎。

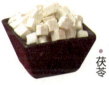

·茯苓

本草方 百部汤

材料　百部、苦参、野菊花、土茯苓各15克，黄柏、赤芍、牡丹皮、贯众各12克，滑石（包煎）10克，生甘草6克。

做法　将所有材料放入锅中，加水煎煮，去渣留汁。

用法　每日1剂，早、晚分服。

功效　适用于湿毒型滴虫性阴道炎。

外用方 麦饭石方

材料　颗粒麦饭石适量。

做法　将颗粒麦饭石洗净、放入锅中，按1∶10的比例加水煮沸，保持沸腾5~7分钟后关火，晾至30℃左右，去渣留汁。

用法　清洗阴部，每日1~2次，每次10分钟。

功效　适合阴道炎症状较轻者使用。

外用方　决明子方

材料　决明子30克。

做法　将决明子放入锅中，加适量水煮沸，再用小火煎煮15分钟，去渣留汁。

用法　趁热用药气熏外阴，等药液温度适宜时浸洗外阴。每日1次，每次15~20分钟，10日为1个疗程。

功效　适用于真菌性阴道炎。

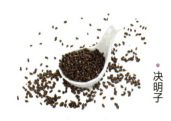

决明子

 外用方　凤仙草方

材料　鲜凤仙草200克。

做法　将鲜凤仙草洗净、放入锅中，加水煎煮，去渣留汁。

用法　先趁热用药气熏患部，再用药液洗患部，最后用清水洗患部。每日1次，15日为1个疗程。

功效　适用于滴虫性阴道炎。

 外用方　紫草方

材料　紫草100克。

做法　将紫草放入锅中，加适量水，用大火煎煮40分钟，去渣留汁。

用法　待药液温度适宜后坐浴30分钟。每日1剂，分2次使用，直至症状消失。

功效　适用于阴道炎。

温馨提示

①不要使用身体除臭剂及碱性强、含香水的浴液，这些都会刺激阴道区域。月经期间宜避免阴道用药及坐浴。

②治疗期间应禁止过性生活，以防止交叉感染。如果阴道炎反复发作，则应检查丈夫的小便及前列腺液，如为阳性，应一并治疗。

女性内生殖器及其周围的结缔组织、盆腔腹膜有炎症，统称为盆腔炎。盆腔炎可分为急性盆腔炎和慢性盆腔炎。中医认为，脏腑虚弱，产门不闭，湿热之邪入侵，客于下焦盆腔，久而蕴毒，容易导致盆腔炎。另外，经期不避房事、流产手术或妇科手术等消毒不严，导致病菌侵入内生殖器，也容易引发盆腔炎。

盆腔炎的主要症状

1 高热、寒战

2 头痛

3 食欲不振

4 下腹疼痛

5 月经紊乱

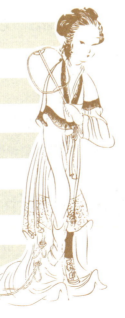

得了盆腔炎要重视，偏方也能来帮忙

本草方 金蒲丹参汤

材料 金银花、蒲公英各30克，丹参18克，赤芍15克，茯苓、木香各12克，桃仁、牡丹皮、生地黄各9克。

做法 将所有材料放入锅中，加水煎煮，去渣留汁。

用法 每日1剂，早、晚分服。

功效 清热利湿，活血化瘀。

● 蒲公英

 本草方 当归方

材料 当归、白酒各适量。

做法 将当归用水洗净，放入白酒中浸泡2日。每次取15克，放入锅中，加水1000毫升，用大火煮至水沸后，再用小火煮至500毫升，去渣留汁。

用法 每日1剂，早、晚分服。

功效 适用于结核性盆腔炎。

 本草方 蜂蜜金银花瓜仁方

材料 冬瓜子仁20克，金银花20克，黄连2克。

调料 蜂蜜适量。

做法 将金银花放入锅中，加水煎煮，去渣留汁；用金银花汁煎冬瓜子仁，15分钟后放入黄连、蜂蜜即可。

用法 每日1剂，1周为1个疗程。

功效 清热解毒，适用于湿热瘀毒型盆腔炎。

 本草方 油菜籽肉桂丸

材料 油菜籽、肉桂各60克，面粉、黄酒、醋各适量。

做法 将油菜籽、肉桂一同烘干，研成细末，加入醋和面粉搅成糊，制成桂圆大小的丸。

用 法　每日2次，每次1丸，用黄酒送服。

功 效　行气破瘀，消肿散结。

药茶方　青皮红花茶

材 料　青皮、红花各10克。

做 法　将青皮晾干、切成细丝。先将青皮丝与红花一起放入砂锅中，加适量水浸泡30分钟，再用小火煎煮30分钟，去渣留汁。

用 法　代茶饮用。

功 效　适用于气滞血瘀型盆腔炎。

食疗方　苦菜双花萝卜汤

材 料　苦菜100克，金银花20克，蒲公英25克，青萝卜片200克。

做 法　将金银花、蒲公英一同放入锅中，加水煎煮，去渣留汁，在煎好的药汁中加入青萝卜片、苦菜，继续煮至青萝卜片变软。

用 法　吃青萝卜片，喝汤，每日1剂。

金银花

功 效　适用于湿热瘀毒型盆腔炎。

食疗方　生地黄粥

材 料　生地黄30克，大米60克。

做 法　将生地黄洗净、切片、放入锅中，加适量水煎煮2次，取药汁100毫升；将大米放入锅中，加适量水煮粥，待粥八成熟时倒入药汁，继续煮至粥熟即可。

用 法　每日1剂。

功 效　适用于盆腔炎。

温馨提示

①盆腔炎患者在发热期间宜食清淡、易消化的食物，高热伤津的患者可饮用梨汁、苹果汁或西瓜汁等，但不可将其冰镇后饮用。

②盆腔炎患者不能吃煎烤、油腻、辛辣的食物。

③任何体质的盆腔炎患者都要远离刺激性食物，多吃蔬菜和水果。

偏方来护航，预防尿路感染

尿路感染是由细菌（极少数可由真菌、原虫、病毒）直接侵袭尿路所引起的疾病。尿路感染分为上尿路感染和下尿路感染。上尿路感染指的是肾盂肾炎，下尿路感染包括尿道炎和膀胱炎。本病好发于女性，患者以中年女性居多。尿路感染在临床上以尿频、尿急、尿痛、尿液混浊、腰痛、发热、偶有血尿为主要症状。尿路感染在中医上属于『淋证』的范畴，主要是由感受外邪与自身抵抗力下降所致。所以，在选择偏方进行调理时，应以祛邪、提高自身免疫力的偏方为主。

尿路感染的主要症状

1 尿频

2 尿急、尿痛

3 尿液混浊

4 少数患者腰痛、发热

5 偶有血尿

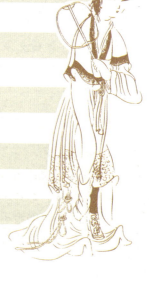

本草方 **龙胆泻肝汤**

材料 龙胆草、甘草各6克，黄芩、栀子、木通、车前子各9克，泽泻12克，当归8克，生地黄20克，柴胡10克。

做法 将所有材料放入锅中，加水煎煮，去渣留汁。

用法 每日1剂。

功效 适用于排尿困难、小便疼痛、便秘、手脚内侧易出汗等症状。

 本草方 **人参莲子饮**

材料 石莲肉、茯苓各50克，人参、益智仁、麦门冬（去心）、远志（水浸、取肉、姜制、炒）各25克。

做法 将所有材料放入锅中，加水煎煮，去渣留汁。

用法 每日1剂。

功效 适用于尿路感染等慢性或复发性尿路疾病。

人参

本草方 **当归芍药散**

材料 当归、川芎各9克，芍药18克，茯苓、白术、泽泻各12克。

做法 将所有材料碾碎，混合均匀即可。

用法 用开水冲服，每日3次，每次6克。

功效 适用于尿路感染等慢性或复发性尿路疾病。

本草方 **土茯苓忍冬藤丹参饮**

材料 石菖蒲20克，车前子、黄柏、白术、莲子心、生甘草各10克，败酱草、忍冬藤、丹参、土茯苓各30克。

做法 将所有材料放入锅中，加水煎煮，去渣留汁。

用法 每日1剂。

功效 可改善尿路感染引起的阴部瘙痒、带下量多、小腹疼痛等症状。

本草方 马鞭草忍冬藤蛇舌草饮

材料 石菖蒲20克，车前子、黄柏、白术、莲子心、生甘草各10克，白花蛇舌草、马鞭草、败酱草、忍冬藤、丹参、土茯苓各30克。

做法 将所有材料放入锅中，加水煎煮，去渣留汁。

用法 每日1剂。

功效 清热利湿，解毒化浊，缓解尿路感染引起的小腹疼痛。

本草方 白茅根汁

材料 鲜白茅根90克。

做法 将鲜白茅根放入锅中，加水煎煮，去渣留汁。

用法 每日1剂。

功效 凉血解毒，清热利尿，适用于尿路感染等症。

药茶方 通草灯芯草茶

材料 通草、灯芯草各3克，白茅根30克，绿茶6克。

做法 将所有材料放入水杯中，冲入沸水，加盖泡10分钟左右。

用法 每日1剂，代茶饮用。

功效 清热利尿，通淋，适用于急性尿路感染、小便淋涩不通等症。

药茶方 姜汁小麦蜜饮

材料 生姜汁50克，小麦10克。

调料 蜂蜜适量。

做法 将小麦放入锅中，加适量水，煎煮至水量为初始时的一半，去渣留汁，加入生姜汁、蜂蜜调匀即成。

用法 每日1剂，代茶饮用。

功效 通淋利尿，缓解淋证引起的小便淋沥、涩痛等症状。

缓解更年期综合征，偏方效果好

更年期综合征是指女性在45~55岁，由于生理改变，机体一时不能适应而出现的一系列症状，包括月经紊乱，头晕、耳鸣，燥热盗汗，失眠多梦、神疲乏力，烦躁易怒、精神紧张，面浮肢肿，血压波动等。中医认为，更年期综合征主要由绝经前后肾气渐衰，冲任二脉虚弱，天癸渐竭，生殖能力降低或消失所致。部分女性由于机体差异及生活环境的影响，不能适应这种生理变化，阴阳失去平衡，脏腑气血不相协调。

更年期综合征的主要症状

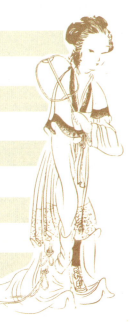

1 月经紊乱

2 头晕、耳鸣

3 燥热盗汗

4 失眠多梦、神疲乏力

5 烦躁易怒、精神紧张

本草方 **五味子方**

材　料　五味子100克。

做　法　将五味子放入锅中，加水煎煮，去渣留汁。

用　法　每日1剂，代茶饮用。

功　效　可缓解更年期综合征的诸多症状。

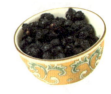
・五味子

 本草方 **十全饮**

材　料　浮小麦25克，煅龙骨、煅牡蛎各15克，白芍、淫羊藿、钩藤各12克，柴胡、黄芩、当归各9克，桂枝、五味子、黄柏、甘草各6克。

做　法　将所有材料放入锅中，加水煎煮，去渣留汁。

用　法　每日1剂。

功　效　有效改善更年期神经衰弱、失眠多梦、燥热盗汗等症状。

药酒方 **枇杷酒**

材　料　枇杷500克，白酒1 000毫升。

调　料　白糖、蜂蜜各适量。

做　法　将枇杷洗净、晾干、放入容器中，加白糖、白酒、蜂蜜搅拌均匀，密封1个月后，即可饮用。

用　法　每日1剂，每次15毫升。

功　效　生津止渴，改善更年期口干舌燥等症状。

药茶方 **杞枣桑葚茶**

材　料　枸杞子、桑葚、红枣各20克。

做　法　将所有材料用沸水冲泡，加盖泡10分钟。

用　法　每日2剂，代茶饮用。

功　效　适合更年期头晕、耳鸣、神疲乏力及面色苍白者饮用。

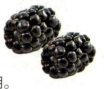
・桑葚

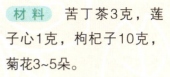

药茶方　降火茶

材料　苦丁茶3克，莲子心1克，枸杞子10克，菊花3~5朵。

做法　将所有材料一起放入茶杯中，冲入沸水，加盖泡10分钟即可。

用法　代茶饮用，可反复冲泡3~5次。

功效　苦丁茶清香、有苦味，可清热消暑、明目益智；莲子心是莲子中间的青绿色胚芽，味苦，有清热、安神、强心的功效，可缓解更年期的烦躁易怒、失眠多梦等症状。

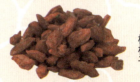

枸杞子

温馨提示

　　苦丁茶是我国一种传统的纯天然保健饮品。其含有蛋白质、苦丁皂苷、氨基酸、维生素C、多酚、咖啡碱等200多种成分，有清热消暑、明目益智、生津止渴、利尿强心、润喉止咳、降压减肥、抑癌防癌等功效，素有保健茶、美容茶等美称。

食疗方 **海带饮**

材料 海带适量。

做法 将海带洗净，在沸水中氽烫后捞出，放入碗中，再倒入100毫升沸水，充分搅拌后，将其放置在阴凉处1个晚上。

用法 喝汤，吃海带，早饭前食用。

功效 可缓解更年期综合征的诸多症状。

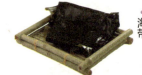
海带

食疗方 **何首乌蛋黄粥**

材料 何首乌50克，鸡蛋2个，大米100克，黄豆2汤匙，酸枣仁1汤匙，生姜末适量。

调料 盐、香油各适量。

做法 将何首乌、黄豆、酸枣仁放入锅中，加水煎煮，去渣留汁；将鸡蛋取出蛋黄。将大米、生姜末、蛋黄、药汁一起放入锅中，加适量水煮粥，待粥熟时加盐、香油调味即可。

用法 佐餐食用。

功效 对缓解更年期综合征的诸多症状有效。

食疗方 **龙骨牡蛎糯米粥**

材料 煅石决明20克，煅龙骨、煅牡蛎各30克，糯米100克。

调料 红糖适量。

做法 先将煅石决明、煅龙骨、煅牡蛎放入锅中，加适量水煎30分钟，去渣留汁，再在药汁中加入糯米和适量水煮粥，待粥熟时加红糖调味即可。

用法 每日1剂，3日为1个疗程。

功效 可改善骨质疏松、盗汗等症状，对更年期女性十分有益。

食疗方 **当归炖羊肉**

材料 当归30克，羊肉250克。

调料 盐适量。

做法 将当归、羊肉一同放入锅中，加适量水，用大火煮沸后撇去浮沫，改用小火炖熟。

用法 佐餐食用。

功效 适合更年期肾阳虚的女性食用。

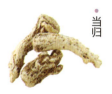

当归

食疗方 黑芝麻粥

材料 黑芝麻15克，大米100克。

做法 将黑芝麻炒香、研成末，与大米一起放入锅中，加适量水煮粥。

用法 空腹食用，每日1碗。

功效 可缓解更年期综合征的诸多症状。

黑芝麻

食疗方 附片鲤鱼汤

材料 附片15克，鲤鱼1条（约500克），姜片适量。

调料 盐适量。

做法 将附片放入锅中，加水煎煮2小时，去渣留汁。将鲤鱼收拾干净，与姜片、药汁一同放入锅中，加适量水煎煮至鱼熟，加盐调味即可。

用法 佐餐食用。

功效 可改善头晕、耳鸣、腰酸、下肢水肿、畏寒、白带清冷、小腹冷痛及面色苍白等更年期综合征的症状。

鲤鱼

食疗方 麦芽鸡肫汤

材料 麦芽15克，鸡肫1个。

调料 盐适量。

做法 将鸡肫洗净（留鸡内金）、切成条，与麦芽一同放入锅中，加适量水煮汤，在鸡肫熟后加盐调味即可。

用法 佐餐食用。

功效 健脾益胃，和中化积，可改善更年期食欲不振等症状。

食疗方　生地黄玄参炖乌鸡

材料　玄参9克，生地黄15克，乌鸡500克。

调料　盐适量。

做法　将乌鸡宰杀、去内脏、洗净；将玄参、生地黄一起放入鸡腹中缝牢；将乌鸡放入锅中，加入适量水，用小火炖熟，放适量盐调味。

用法　佐餐食用。

功效　滋阴补血，补肾平肝，对阴虚型更年期综合征有一定辅助疗效。

食疗方　党参玫瑰蒸鲑鱼

材料　党参20克，玫瑰花6朵，鲑鱼1条（约750克），葱段15克，姜片10克。

调料　酱油、味精、盐、料酒各适量。

做法　将鲑鱼宰好、洗净、放在盆内，加盐、味精、姜片、葱段、料酒、酱油腌渍35分钟，将腌渍好的鲑鱼及党参、玫瑰花放入蒸盆内，将蒸盆放在大蒸笼上，用大火蒸15分钟即成。

用法　佐餐食用。

功效　适合气血虚损型更年期综合征患者食用。

食疗方　沙参炖豆腐

材料　北沙参15克，虾仁100克，豆腐200克，姜片、葱段各5克。

调料　盐、鲜汤各适量，料酒、鸡蛋清、淀粉各少许。

做法　将北沙参泡透、切片、洗净；将虾仁挑去虾线，加盐、料酒、淀粉、鸡蛋清腌渍30分钟；将豆腐切成2厘米见方的小块。将炒锅置于大火上，放油烧至三成热，将虾仁滑出锅沥油。另将炒锅置于大火上，放油烧热，先放入姜片、葱段爆香，再放入北沙参片、鲜汤、豆腐块、盐、虾仁烧至豆腐入味，最后勾芡即成。

用法　佐餐食用。

功效　缓解更年期肺虚咳嗽、头晕、耳鸣等症状。